PAMELA ROCHA-ARENAS
MA. DE LOS ANGELES MONTIEL-REYES
MA. EUGENIA HUELETL-SOTO

# EL ARTE DEL USO DE LA ESPERMATOBIOSCOPÍA

PAMELA ROCHA-ARENAS
MA. DE LOS ANGELES MONTIEL-REYES
MA. EUGENIA HUELETL-SOTO

# EL ARTE DEL USO DE LA ESPERMATOBIOSCOPÍA

## Un estudio de revisión sobre los parámetros y técnicas utilizadas en los espermiogramas en verracos

**Editorial Académica Española**

**Imprint**



Cover image: www.ingimage.com

Publisher:
Editorial Académica Española
is a trademark of
Dodo Books Indian Ocean Ltd. and OmniScriptum S.R.L publishing group

120 High Road, East Finchley, London, N2 9ED, United Kingdom
Str. Armeneasca 28/1, office 1, Chisinau MD-2012, Republic of Moldova, Europe
Managing Directors: Ieva Konstantinova, Victoria Ursu
info@omniscriptum.com

Printed at: see last page
**ISBN: 978-620-0-02003-1**

# EL ARTE DEL USO DE LA ESPERMATOBIOSCOPÍA

PAMELA ROCHA ARENAS

MA. DE LOS ANGELES MONTIEL REYES

MARIA EUGENIA HUELETL SOTO

Un estudio de revisión sobre los parámetros y técnicas utilizadas en los espermiogramas en verracos

## Tabla de abreviaturas

| | |
|---|---|
| Adenosín trifosfato | ATP |
| Análisis automatizado de la morfología espermática | ASMA |
| Borde apical faltante | MAR |
| Capuchón acrosomal desprendido | LAC |
| Citometría de flujo | CMF |
| Cresta apical dañada | DAR |
| Cresta apical norma | NAR |
| Ensayo de la estructura de la cromatina espermática | SCSA |
| Gota citoplasmática dista | GCD |
| Gota citoplasmática proximal | GCP |
| Gotas citoplasmáticas | GCs |
| Hormona folículo estimulante | FSH |
| Hormona liberadora de gonadotropinas | GnRH |
| Hormona Luteinizante | LH |
| Inseminación artificial | IA |
| Microscopia de contraste de interfaz diferencia | DIC |
| Plasma seminal | PS |
| Proteínas transportadoras de andrógenos | ABP |
| Prueba de dispersión de cromatina espermática | SCDt |
| Pruebas hipoosmóticas | HOST |
| Sistemas computarizados de análisis seminal | CASA |
| Sistemas computarizados de análisis seminal-motilidad | CASA-Mot |
| Yoduro de propidio | PI |

# Índice de contenido

## Contenido

# RESUMEN

La evaluación de la calidad del semen mediante técnicas de laboratorio permite optimizar el rendimiento reproductivo de los sementales en los centros de inseminación artificial (IA) y eliminar los eyaculados de baja calidad (Almaguer et al., 2015; Waberski et al., 2019). Dado que la optimización de la eficiencia de la IA depende de la producción de dosis seminales con menor número de espermatozoides y sin que perjudique el rendimiento reproductivo (Arsenakis et al., 2017; García et al., 2019) es necesario verificar la idoneidad de un eyaculado mediante el análisis de semen o espermiograma, con valoraciones macroscópicas y microscópicas de éste (Del Valle, 2017; Foxcroft et al., 2008). El objetivo de esta revisión es describir los principales parámetros y técnicas utilizadas en el espermiograma para determinar los parámetros de calidad seminal en verracos. Para ello, se realizó una selección de información especializada procedente de diversas fuentes bibliográficas. En el caso de las plataformas digitales, se buscó por palabras clave, introduciendo las palabras «espermiograma» AND «boar» (Google Académico, Redalyc, Scielo), «análisis» AND «semen» AND «boar» (Science Direct). De tal manera que se realizó una revisión sistemática de 70 artículos, de los cuales se eliminaron 16 por ser duplicados. Finalmente, se seleccionaron los siguientes: De estos, 9 se encuentran en Redalyc, 5 en Scielo, 8 en Google Académico y 31 en Science Direct lo que hace un total de 54 artículos en formato digital, 1 artículo impreso, 4 de sitios web; denominados Recursos Educativos Abiertos (REA), 2 manuales y 5 libros disponibles en la biblioteca de la Licenciatura en Medicina Veterinaria y Zootecnia de la Universidad Autónoma de Tlaxcala. Se concluye que, para verificar la idoneidad de una muestra de semen en verracos y optimizar su eficiencia, es importante analizar las características macroscópicas y microscópicas del eyaculado, como la viabilidad, la aglutinación, la concentración, la movilidad, la morfología espermática, así como la integridad del acrosoma y la fragmentación del ADN. Todas ellas se analizan mediante técnicas especializadas que se describen en el desarrollo de este trabajo.



**Palabra Clave:** Espermiograma, espermatozoides, técnicas macroscópicas, técnicas microscópicas

# I. INTRODUCCIÓN

En la producción porcina, la optimización de la eficiencia de la inseminación artificial (IA) depende de la producción de dosis seminales, sin que se vea perjudicado el rendimiento reproductivo, lo que permite obtener un mayor número de dosis de inseminación producidas por macho y reducir el número de verracos necesarios en la posta (Arsenakis et al., 2017; García et al., 2019).

La primera descripción de los espermatozoides se produjo en la década de 1670 cuando Antonie Philips van Leeuwenhoek los identificó como "animáculos" presentes en el semen (Soler & Valverde, 2022). En la década de 1780, Lazzaro Spallanzani realizó experimentos principalmente con ranas para establecer el papel de los espermatozoides y el líquido seminal en la fertilización (Birkhead & Montgomerie, 2009). En la década de 1860, Enrico Sertoli describió las células de soporte que nutren a los espermatozoides en desarrollo a lo largo del proceso de espermatogénesis (Birkhead y Montgomerie, 2009). Los estudios mencionados sentaron las bases para el desarrollo de la reproducción asistida, que comenzó con IA a finales del siglo XVIII primero en humanos por John Hunter y luego en perros por Lazzaro Spallanzani (Soler & Valverde, 2022). Finalmente, la IA porcina se desarrolló entre 1926 y 1940 en Rusia, Estados Unidos, Japón y Europa y más tarde en otros lugares entre 1946 y 1959 (Knox, 2016).

La evaluación de la calidad del semen mediante diversas técnicas de laboratorio permite optimizar el rendimiento reproductivo de los sementales en los centros de IA (Waberski et al., 2019) y eliminar los animales o eyaculados que presentan baja calidad (Valverde et al., 2021). Con la IA tradicional, un solo eyaculado puede producir entre 20 y 40 dosis de inseminación con entre 2 a 3 mil millones de espermatozoides en un volumen de entre 80 a 100 ml (Hernández et al., 2017) o entre 40 a 60 dosis con 1.5 a 2.000 millones de espermatozoides en volúmenes similares para su uso en IA postcervical (Knox, 2016), lo que representa un aumento de 20 veces en la capacidad de producción de un verraco en comparación con la monta natural (MN) (García, 2024).

Para que la IA tenga éxito, es importante verificar la idoneidad de un eyaculado a través del análisis de semen o espermiograma (Almaguer et al., 2015; Kenecht et al., 2017) que incluye una valoración macroscópica y microscópica del semen, para su posterior procesamiento (Del Valle, 2017; Foxcroft et al., 2008).

A lo largo del tiempo estas evaluaciones han mejorado al reemplazar técnicas de evaluación subjetiva y adoptar métodos objetivos de evaluación del semen (Boe & Satake, 2015), que permiten caracterizar mejor los eyaculados de los reproductores en IA, mediante el análisis de grandes volúmenes de datos y variables espermáticas relacionadas con la movilidad, la morfología, la integridad del acrosoma y la fragmentación del ADN (Varner et al., 2008).

En los últimos años, el uso de la biotecnología se ha dirigido al estudio de una amplia gama de biomoléculas y señales moleculares implicadas en la fisiología de los espermatozoides para utilizarlas como biomarcadores de fertilidad (Rodríguez et al., 2024), que permiten recuperar espermatozoides funcionalmente viables (Sánchez et al., 2017), que, localizados oportunamente en el tracto reproductivo de la hembra, aseguren tasas de fertilización (Llavanera, 2024; Rodríguez et al., 2024). También se emplean la genómica (Pedro et al., 2024), la microfluídica (Valverde et al., 2021) y la nanotecnología (Durfey et al., 2007; Rodríguez et al., 2024) que se llevan a cabo en laboratorios de investigación especializados (Maside et al., 2023). Si bien este tema merece investigación, su análisis detallado excede el alcance del presente trabajo.

El objetivo principal de esta revisión es describir las técnicas utilizadas en el espermiograma para determinar los parámetros de calidad seminal. La revisión comienza con una descripción de la anatomía funcional, la histología y la citología del aparato reproductor porcino y finalmente se abordan los parámetros y las principales técnicas empleadas en el espermiograma que pueden aplicarse en la actualidad.

## 1.1 Anatomía del aparato reproductor del porcino

Anatómicamente, el aparato reproductor del macho está formado por una compleja disposición de órganos genitales internos y externos. Los órganos sexuales internos incluyen los conductos deferentes, las glándulas sexuales accesorias y la uretra prostática. Los órganos sexuales externos incluyen los testículos y sus epidídimos, contenidos en el escroto, el pene y el prepucio (Galina, 2021). En conjunto, los órganos del aparato reproductor del verraco (Figura 1) actúan de manera coordinada para producir espermatozoides y depositarlos en el tracto genital de la cerda bajo la influencia del sistema hipotálamo-adenohipófisis-gónada (Klein, 2013).

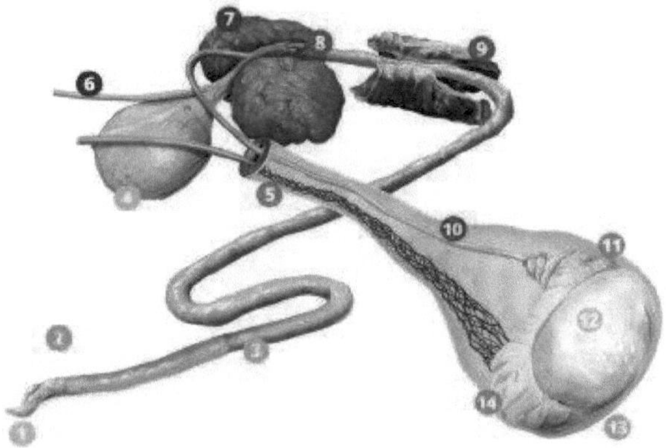

**Figura 1.** Estructuras del aparato reproductor del porcino; prepucio (1), saco prepucial (2), pene (3), vejiga (4), vasos sanguíneos (5), uréter (6), vesículas seminales (7), glándula prostática (8), glándula bulbouretral (9), conducto deferente (10), cola del epidídimo (11), testículo (12), escroto (13), cabeza del epidídimo (14).
**Fuente:** Tomada de https://magapor.com/actualidad-tecnica/anatomia-del-verraco/

### 1.1.2 Testículo

Es un órgano par de forma elipsoidal; el extremo craneal se relaciona con la cabeza del epidídimo y la porción caudal con la cola del epidídimo (Sisson & Grossman, 1982). El testículo se considera una glándula mixta responsable de generar espermatozoides a través del proceso de espermatogénesis (componente exocrino), que ocurre en los túbulos seminíferos, así como de sintetizar y secretar testosterona, la hormona sexual masculina (componente endocrino), realizada por las células de Leydig (Johnson et al., 2008; Staub & Johnson, 2018). Presenta una túnica albugínea de tejido conjuntivo que encapsula al parénquima testicular. Dicha túnica alberga tabiques fibrosos o trabéculas que subdividen la gónada en lobulillos. Cada lobulillo está formado por un estroma fino de tejido conjuntivo laxo con abundantes fibras reticulares que sostienen los túbulos seminíferos contorneados, la porción productora del esperma que discurre en forma de asa y termina en la red testicular, mediante los túbulos seminíferos rectos (Figura 2). La expulsión se genera mediante la contracción del músculo liso dispuesta en varias capas alrededor de los túbulos seminíferos (König & Liebich, 2011). Entre estos túbulos se sitúan las células intersticiales de Leydig que secretan testosterona y son poliédricas con núcleos grandes y esféricos (Banks, 1996).

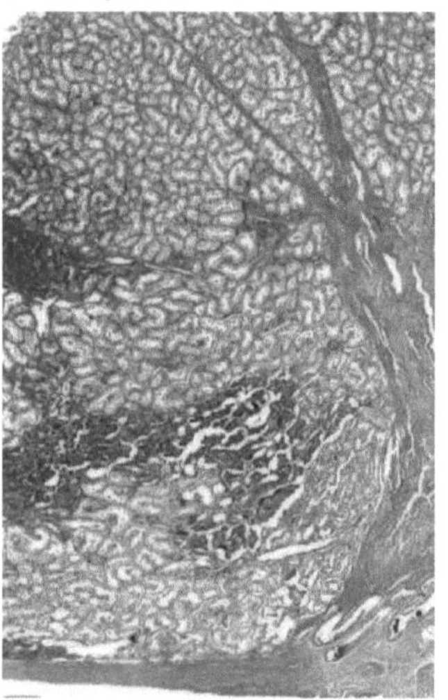

**Figura 2.** Imagen histológica testículo
**Fuente:** Tomada de http://wzar.unizar.es/acad/histologia/paginas_he/07_ApGenMasc/Testiculo/Testiculo_01etq.htm

El epitelio que reviste la luz de los túbulos seminíferos es de tipo estratificado especializado. Consta de dos tipos de células diferentes; las germinales y las células sustentaculares o de Sertoli. Estas últimas tienen forma piramidal, su base es ancha y descansa sobre la membrana basal del túbulo seminífero, mientras que su borde apical alcanza la luz de este. Su principal función es nutrir las células en diversos estadios de diferenciación y facilitar la liberación de los espermatozoides hacia la luz del túbulo (Figura 3) (König & Liebich, 2011). Los túbulos seminíferos rectos vacían su contenido en la red testicular, que consiste en conductos que se anastomosan en el mediastino testicular, y que ingresan posteriormente hacia el epidídimo a través de 6 a 20 conductillos eferentes, revestidos por epitelio cilíndrico ciliado (Banks, 1996).

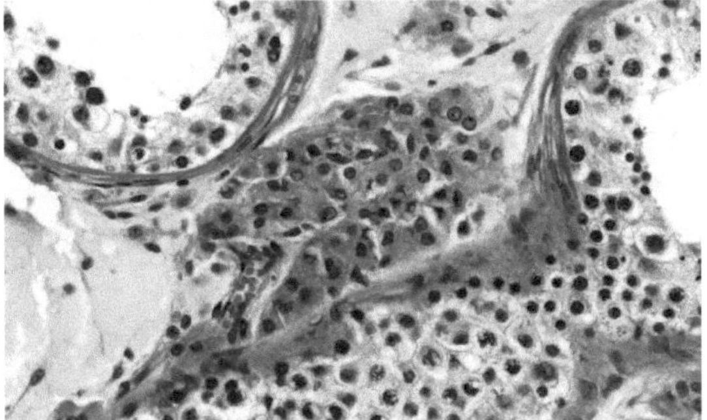

**Figura 3.** Imagen microscópica del túbulo seminífero
**Fuente:** Tomada de
http://wzar.unizar.es/acad/histologia/paginas_he/07_ApGenMasc/Testiculo/TesticuloInterst1_40.htm

### 1.1.3 Epidídimo

El epidídimo es un órgano alargado y contorneado, que conecta los conductillos eferentes y el conducto deferente, y se fija a uno de los bordes del testículo, extendiéndose hacia ambos extremos (Frandson & Spurgeon, 1995). Se encarga de funciones como el transporte, la maduración y el almacenamiento de los espermatozoides (Hassan & Holtz, 2021; Oyeyemi & Ubiogoro, 2005). En los cerdos, la longitud del conducto epididimario oscila entre 60 y 62 metros (Hassan & Holtz, 2021). Anatómicamente se divide en tres partes: la cabeza, que está fijada al testículo y recibe los ductos eferentes; el cuerpo, que está menos fijo a la superficie y crea un espacio llamado bolsa testicular; y la cola, que está unida al testículo por un ligamento llamado propio del testículo. En este segmento se reduce el diámetro y se origina el ducto deferente (Koning, 2011; Rodríguez et al., 2024). Microscópicamente, la luz del conducto epididimario está recubierta por epitelio pseudoestratificado cilíndrico con estereocilios, cuyas células son secretoras (Banks, 1996). La maduración de los espermatozoides se produce en el segmento medio del epidídimo (Figura 4), donde el epitelio de revestimiento libera nanovesículas extracelulares, que contienen lípidos, proteínas y ácidos nucleicos que pueden interactuar con el propio epitelio (acción autocrina), unirse a los espermatozoides en maduración o permanecer en el líquido del epidídimo. (Rodríguez et al., 2024).

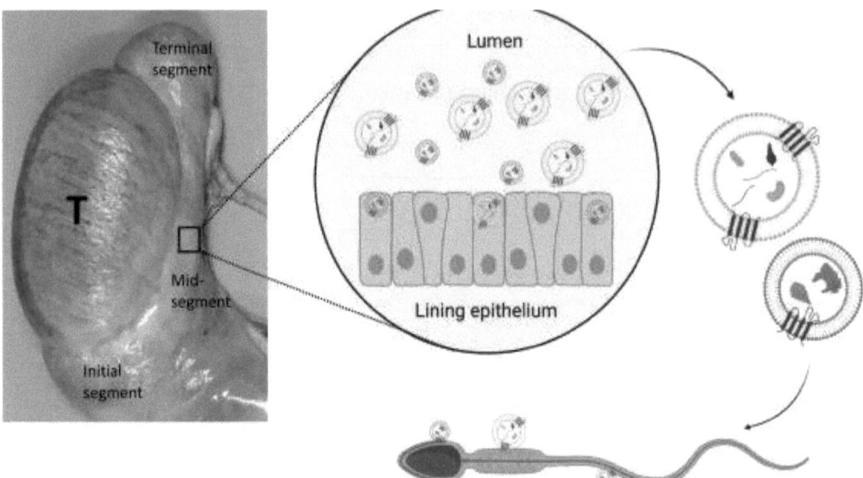


**Figura 4**. Segmento en el epidídimo del verraco donde se produce principalmente la maduración espermática.
**Fuente:** Tomada de https://www.sciencedirect.com/science/article/pii/S0378432024000678#bib143

### 1.1.4 Ducto deferente

El ducto deferente es la continuación del ducto epididimario. Al principio, sigue una trayectoria curva, pero después tiene un trayecto rectilíneo. A medida que asciende, se integra en el cordón espermático (Figura 5). Está formado, por la arteria espermática, las venas del plexo pampiniforme, vasos linfáticos, nervios del plexo testicular y el músculo cremáster (Galina, 2021). Este ducto corre medial a la superficie testicular y atraviesa el canal inguinal, sitio donde gira caudo-medialmente para transcurrir ventral al uréter antes de llegar a la cara dorsal de la vejiga, donde finaliza en la parte inicial de la uretra, a la altura del colículo seminal (König & Liebich, 2011).

Microscópicamente, presenta un epitelio revestimiento cilíndrico pseudoestratificado con estereocilios. La lámina propia de la submucosa consiste en tejido conjuntivo ordinario laxo areolar y la principal peculiaridad del órgano, es una túnica muscular muy gruesa (Figura 5) (Banks, 1996). Cumple la función de impulsar los espermatozoides desde el epidídimo hasta el conducto eyaculador de la uretra prostática en el momento de la emisión, proceso que produce por un reflejo toracolumbar mediado por el sistema nervioso simpático y que ocasiona la contracción del músculo liso del conducto deferente (Klein, 2013).

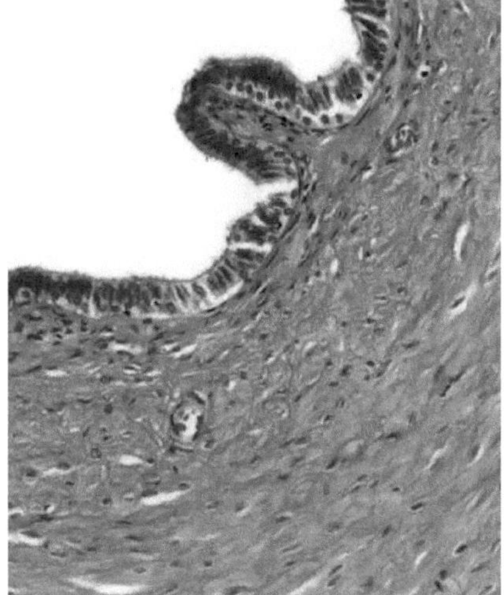

**Figura 5.** Microscopía del conducto deferente.
**Fuente.** Tomada Barbeito & Diessler 2022.

### 1.1.5 Glándulas genitales accesorias

En el caso del porcino, se incluyen las glándulas vesiculares, la próstata y las glándulas bulbouretrales, ubicadas en el segmento de la uretra pélvica (Figura 6) (König & Liebich, 2011). Estas glándulas sintetizan secreciones serosas y mucosas que constituyen la mayor parte del líquido seminal, fundamental para el transporte de los espermatozoides dentro del tracto reproductor de la cerda, y también como medio de nutrición y amortiguador contra el pH ácido del conducto genital de la hembra (König & Liebich, 2011).

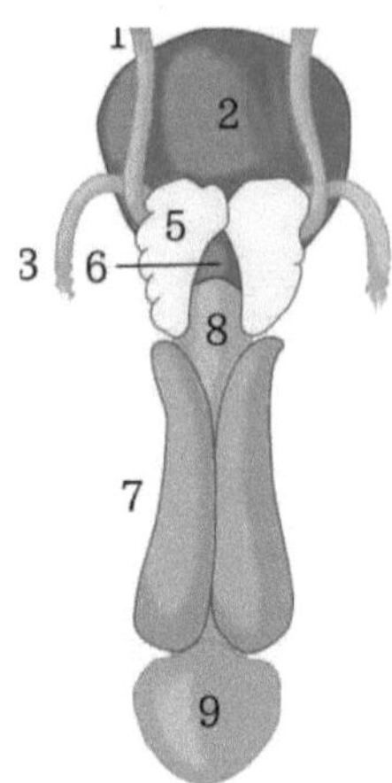


**Figura 6.** Vista dorsal de las glándulas genitales accesorias del porcino. 1. Uréter; 2. Vejiga; 3. Ducto deferente; 4. Ampolla del ducto deferente; 5. Glándula vesicular; 6. Cuerpo de la próstata; 7. Glándula bulbouretral; 8. Uretra; 9. Bulbo del pene.
**Fuente.** Tomada del https://reproduccionanimalesdomesticos.fmvz.unam.mx/libro/capitulo2/aparato-reproductor-del-macho.html

La ubicación, el tamaño y la cantidad de líquido producido difieren entre cada una de ellas (Tabla 1) (Galina, 2021).

**Tabla 1.** Características estructurales de las glándulas genitales accesorias.

| | Glándulas vesiculares | Próstata | Glándulas bulbouretrales |
|---|---|---|---|
| Disposición | Par[3] | Impar[3] | Par[3] |
| Forma | Lobuladas[5] | | Cilíndrica[4] |
| Medidas | Largo: 12 a 15 cm[4]<br>Ancho:5 a 8 cm[4]<br>Grueso: 4 a 5 cm[4] | Ancho: 2.5cm[4] | Largo: 12 cm[4]<br>Ancho:2.5 a 3 cm[4] |
| Ubicación | Laterales a la parte terminal de cada conducto deferente[5] | Cuerpo: Rodea y cubre el cuello de la vejiga y la uretra[4]<br>Parte Diseminada: Rodea la superficie pelviana de la uretra[4] | Superficie lateral sobre el extremo caudal de la uretra pélvica[3] |
| Porcentaje del líquido seminal | 10-30[2] | 60[2] | 15-30[2] |
| Revestimiento del sistema de conductos | Epitelio cilíndrico estratificado[1] | Epitelio cilíndrico o cubico[1] | Epitelio cilíndrico o de transición[1] |

**Fuente:** [1] Banks, 1986; [2] Galina, 2021; [3] König & Liebich, 2011; [4] Sisson & Grossman, 1982; [5]Williams, 2013.

### 1.1.6 Pene

Es el órgano copulador y de tipo fibroelástico del verraco, se origina en el arco isquiático y se extiende hasta el glande en su extremo libre, donde discurre la uretra. Está formado por tres segmentos: dos raíces, un cuerpo y el glande. Funciona tanto para la salida de la orina como para el líquido seminal (Frandson & Spurgeon, 1995). Las dos raíces se unen para formar el cuerpo del pene, que está rodeado por tejido conjuntivo denso irregular. En reposo presenta una flexura sigmoidea en forma de "S" que, al extenderse, produce la exteriorización del órgano. Esto ocurre por la relajación del músculo retractor del pene y del músculo estriado esquelético (bulboesponjoso) durante la erección (Galina, 2021).

### 1.1.7 Escroto y prepucio

El escroto es un saco cutáneo caracterizado por tener una piel fina, plegable y casi sin pelo. Por debajo de esta se encuentra otra túnica de tejido fibroelástico, llamada túnica de dartos, que divide al escroto en dos compartimentos, derecho e izquierdo, para albergar a cada uno de los testículos (Frandson & Spurgeon, 1995). El escroto, junto con los músculos cremáster y la irrigación sanguínea, proporciona protección y termorregulación (Klein, 2013). El prepucio forma parte de la piel que envuelve y protege el pene. En el cerdo presenta una abertura en la parte dorsal, donde se almacenan restos de orina y residuos epiteliales que dan al verraco su olor característico (Galina, 2021).

## 1.2 Fisiología del aparato reproductor

La actividad testicular está regulada por el hipotálamo, que secreta y sintetiza la hormona liberadora de gonadotropinas (GnRH), la cual es conducida hacia la hipófisis anterior a través de los vasos sanguíneos del sistema porta-hipotálamo-hipofisiario para actuar sobre los receptores de las células gonadotropas y provocar la síntesis y secreción de las hormonas luteinizante (LH) y la hormona folículo estimulante (FSH) (Klein, 2013). En las células de Leydig, la LH estimula la síntesis de la testosterona a partir de colesterol, mientras que la FSH actúa sobre los receptores de las células de Sertoli para estimular la división de las células germinales y la secreción de proteínas transportadoras o ligadoras de andrógenos (ABP) e inhibina, que actúa bloqueando la liberación de FSH y estimulando la liberación de LH (Galina, 2021).

### 1.2.1 Espermatogénesis

La espermatogénesis es un proceso biológico, de multiplicación y diferenciación que produce espermátidas haploides (n) a partir de células diploides madre (2n) llamadas espermatogonias, mediante tres fases: espermatocitogénesis, meiosis y espermiogénesis (Franca et al., 2005; Rodríguez et al., 2024). Durante la espermatocitogénesis, las células madre se dividen constantemente por mitosis para mantener la espermatogénesis y generar diferentes estadios de espermatogonias hijas (Nozawa et al., 2014):

- Espermatogonia “A”: son células redondas, con grandes núcleos esféricos, que contienen cromatina dispersa y un solo nucleolo.
- Espermatogonia intermedia “I”: son células ovales con núcleos ovoides, contienen una cromatina gruesa y de dos a tres nucleolos.
- Espermatogonia “B”: son pequeñas y redondas, con núcleo ovalado, la cromatina se encuentra agrupada. Estas últimas dan lugar a la producción de espermatocitos primarios (Banks, 1986).

En la fase de meiosis tiene lugar la recombinación del material genético y de dos divisiones celulares que reducen el número de cromosomas y producen cuatro espermátidas haploides. La primera división es reduccional y en ella cada espermatocito primario da origen a dos espermatocitos secundarios que después se someten a la segunda división, originando dos espermátidas por cada espermatocito secundario (Galina, 2021).

La espermiogénesis consiste en la maduración de las espermátidas a espermatozoides mediante cambios morfológicos y funcionales, sin que se produzca división celular (Calcáneo & de la Cueva, 2021). Finalmente, los espermatozoides se liberan en la luz de los túbulos seminíferos durante un proceso final llamado espermiación (Figura 7) (Gadella & Luna, 2021). Esta liberación cíclica de espermatozoides de cada segmento a lo largo del conducto define la onda espermatogénica, en la que los espermatozoides son transportados pasivamente en un flujo constante de líquido testicular. Los espermatozoides testiculares de verraco abandonan el epitelio cada 6 a 8 días, por lo que tardan 44 días en desarrollarse a partir de una espermatogonia B (Staub & Johnson, 2018).

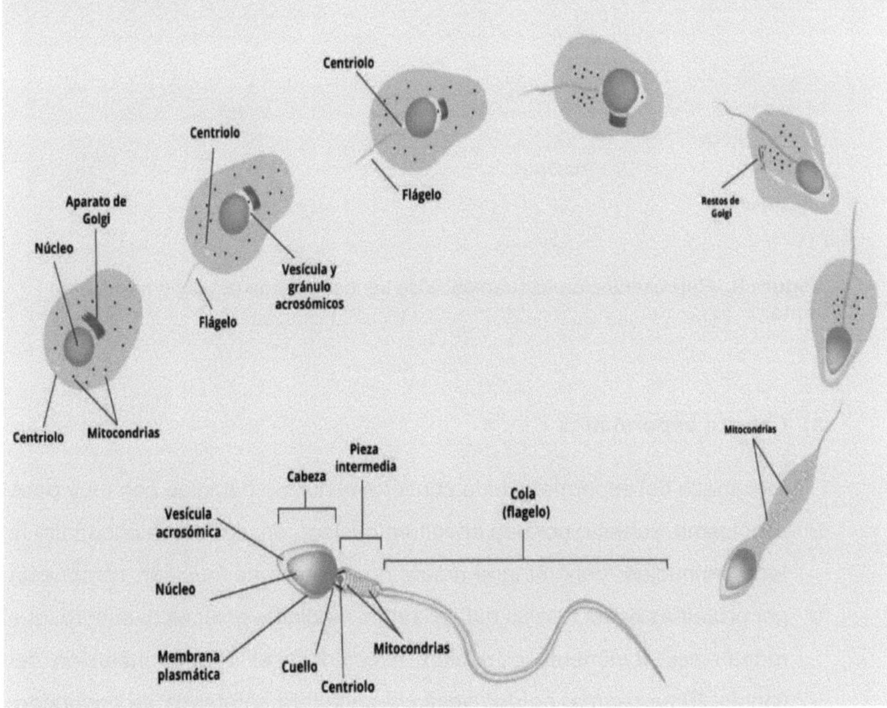


**Figura 7.** Proceso de diferenciación y maduración de las espermátidas para formar los espermatozoides.

**Fuente.** Tomada de https://portalacademico.cch.unam.mx/biologia1/gametogenesis

### 1.2.2 Estructura del espermatozoide

El espermatozoide es una célula altamente especializada que posee cabeza, cuello y flagelo (Figura 8). Estas regiones están divididas en compartimientos intracelulares cubiertos por la membrana plasmática. Estas características morfológicas le confieren al espermatozoide, una hidrodinámica favorable para el desplazamiento, la penetración del ovocito y la protección del ADN durante el transporte (Sánchez et al., 2017).

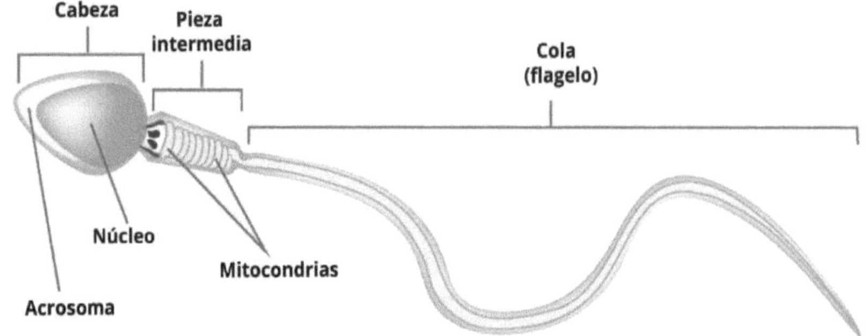


**Figura 8.** Representación esquemática de las estructuras del espermatozoide
**Fuente.** Tomada de https://portalacademico.cch.unam.mx/biologia1/gametogenesis

## a) Cabeza espermática

La cabeza del espermatozoide contiene el núcleo haploide con muy poco citoplasma, cubierto por una envoltura nuclear, enseguida se encuentra la teca perinuclear denominada matriz o sustancia perinuclear, compuesta por proteínas estructurales estabilizadas mediante enlaces di-sulfuro, que rodean casi totalmente el núcleo, excepto en el sitio de inserción del flagelo. El acrosoma, es una vesícula secretora con forma de capuchón, ubicado en la región apical del espermatozoide, delimitado por las membranas acrosómicas interna y externa, que cubre alrededor de un 80% de la longitud del núcleo espermático. Su contenido incluye enzimas tales como la acrosina, hialuronidasa, las hidrolasas y las esterasas (Frandson & Spurgeon, 1995; Iglesias et al., 2021; Escalona et al., 2021).

## b) Cuello

El cuello del espermatozoide es un segmento corto que une la cabeza del espermatozoide al flagelo. Está formado por fibras gruesas que inician el axonema flagelar, rodeadas por columnas estriadas cortas, compuestas de material fibroso y de forma cilíndrica, que se juntan para formar el "capitulum", que se articula con la llamada fosa de implantación (Banks, 1996; Frandson & Spurgeon, 1995; Iglesias et al., 2021).

c) **Flagelo**

El flagelo del espermatozoide es una estructura que está compuesta por tres segmentos: la pieza central (intermedia o pieza media); la pieza principal, y la pieza final. La pieza media de la cola del espermatozoide conforma la porción más ancha del flagelo que se extiende desde la parte distal de la pieza de conexión hasta el anillo de Jensen. Consiste en el axonema, un haz axial de microtúbulos, encerrado por un cilindro de nueve microtúbulos externos y densos dispuestos longitudinalmente. Alrededor de esta estructura central hay una vaina helicoidal de mitocondrias que producen la energía necesaria para el movimiento en forma de adenosín trifosfato (ATP) (Rodríguez et al., 2024).

La pieza principal es el segmento más largo del flagelo del espermatozoide que se extiende desde el anillo de Jensen hasta el extremo proximal de la pieza terminal. Contiene principalmente a la vaina fibrosa, la cual es una estructura citoesquelética ubicada entre la membrana plasmática y las fibras densas externas que rodean el axonema (Frandson & Spurgeon 1995; Iglesias et al., 2021).

La pieza terminal es el segmento más corto segmento del flagelo del espermatozoide que contiene solo el axonema envuelto por la membrana plasmática (Banks, 1996).

d) **Membrana plasmática**

La membrana plasmática es una estructura semipermeable formada por lípidos y proteínas, que rodea al espermatozoide y mantiene unidos sus componentes intracelulares. En el espermatozoide los fosfolípidos representan entre el 65 y el 75% del total dentro de la bicapa lipídica y su distribución es asimétrica siendo mayor en la monocapa externa que en la interna. En el cerdo, el principal ácido graso presente es el ácido docosahexaenoico, con una proporción superior al 60%, seguida de la fosfatidilcolina y el colesterol (Iglesias et al., 2021).

### 1.2.3 Características del eyaculado

Finalmente son necesarias múltiples moléculas y secreciones que permitan tanto la fecundación como el trayecto del espermatozoide a través del sistema reproductor de la hembra para asegurar su supervivencia. El eyaculado contiene espermatozoides y plasma seminal (PS). El PS es una mezcla de fluidos provenientes de la región caudal del epidídimo (2-5%) y secreciones de las glándulas sexuales accesorias (Valverde et al., 2021).

Las vesículas seminales aportan entre el 15 y el 20%, las glándulas bulbouretrales entre el 10 y el 25% y la próstata el resto de la parte libre de gel del PS. La secreción de la próstata contiene grandes cantidades de electrolitos, especialmente sodio, calcio, magnesio, cloro y potasio, que intervienen en el mantenimiento de la integridad de la membrana plasmática y la presión osmótica, la secreción de vesículas seminales contiene ergotioneína, inositol, ácido cítrico, y fructosa, esta última es una fuente de energía para el movimiento del flagelo, mientras que las glándulas bulbouretrales secretan grandes cantidades de ácido siálico (Rodríguez et al., 2024).

La producción de semen en el verraco se establece tras el inicio de la pubertad, que ocurre entre las 24 y 30 semanas de edad. En esta fase, el aparato genital alcanza una relativa madurez con la producción de espermatozoides capaces de fertilizar, además de la aparición de libido y conducta propia del cortejo sexual. La capacidad reproductiva se logra a partir de la semana 31 y hasta la 38 con un marcado aumento en el volumen y concentración espermática (Knecht et al., 2017), llegando a un máximo entre los 24 y los 30 meses de edad. Después de los 48 meses de edad, la producción de espermatozoides comienza a disminuir (Galina et al., 2021; Oyeyemi & Ubiogoro, 2005).

### 1.2.4 Fracciones del eyaculado

El verraco presenta una eyaculación trifásica que puede durar más de veinte minutos (Valverde et al., 2021). La fracción pre-espermática, que consta de 15-25 mL presenta una concentración muy baja de espermatozoides, por lo que debe descartarse ya que frecuentemente contiene, orina, restos celulares y bacterias. La fracción espermática corresponde a la fase rica en espermatozoides de color blanco lechoso, que puede variar de 60 a 100 mL. La fracción postespermática con un escaso número de espermatozoides, contiene el mayor volumen de líquido y gel (150-350 mL) compuesto principalmente por secreciones de las vesículas seminales, la próstata, y las glándulas bulbouretrales que actúan como un tope para el cuello del útero de la cerda en condiciones de monta natural (Córdova et al., 2015; Rodríguez et al., 2024).

### 1.2.5 Espermiograma

Dado al gran impacto que tiene los eyaculados en la eficacia reproductiva, el análisis seminal in vitro (espermiograma o seminograma) es de alto valor diagnóstico para evaluar la función testicular, epididimaria y del tracto genital del verraco, permitiendo determinar el grado de normalidad del semen (Tabla 2) antes de ser procesado para la elaboración de dosis en centros de IA (Torreta et al., 2010; Valverde et al., 2021)

**Tabla 2.** Nomenclatura en función de la calidad que presentan los eyaculados.

| Parámetro | Criterio de evaluación | Nomenclatura |
|---|---|---|
| Volumen | | |
| | Nada | Aspermia |
| | Reducido | Hipospermia |
| | Incrementado | Hiperespermia |
| Concentración | | |
| | Cero | Azoospermia |
| | Reducida | Oligozoospermia |
| | Normal | Normozoospermia |
| | Incrementada | Polizoospermia |
| Movilidad | Reducida | Astenozoospermia |
| Viabilidad | Todos Muertos | Necrozoospermia |
| | Alto porcentaje | Teratozoospermia |

**Fuente.** Tomado de Valverde et al., 2021

La evaluación del eyaculado sigue inmediatamente tras la colección y solo un eyaculado de características óptimas permitirá la elaboración de dosis adecuadas para la IA (Tabla 3) (Galina, 2021).

| Tabla 3. Características del eyaculado de verraco | |
|---|---|
| Volumen del eyaculado | ≥80-150 mL para la fracción rica en espermatozoides y ≥200-400 mL para el eyaculado completo 40 |
| Número total de espermatozoides | >35× $10^9$ espermatozoides/eyaculado 300 |
| Concentración | 200-500 espermatozoides × $10^6$/mL |
| Motilidad progresiva | 70-90 |
| Morfoanomalias | 15-20 |
| Acrosomas dañados | 1-5 |

**Fuente.** Tomado de Knox, 2021.

El espermiograma incluye una valoración visual y olfativa del volumen, color, aspecto, y pH, sin necesidad de equipos de laboratorio sofisticados (técnicas macroscópicas), asimismo también se requiere de evaluaciones de la viabilidad, aglutinación, concentración, movilidad, morfología espermática, integridad del acrosoma y fragmentación del ADN (técnicas microscópicas), que requieren de equipamiento adecuado para su valoración (Domínguez 'et al., 2007).

Existen muchos factores que pueden incidir sobre la calidad seminal y la fertilidad de un eyaculado; entre ellos se destaca la edad del verraco, frecuencia de uso del verraco, el entorno y la estación, la enfermedad, el nivel nutricional, el genotipo y el método de evaluación seminal (Quintero et al., 2009).

## 1.3 Características Macroscópicas

El color del eyaculado del verraco debe ser blanco nacarando (Valverde et al., 2021) y de consistencia cremosa lechosa (9A) (Córdova et al., 2015), coloración amarillenta, rojiza, u cualquier otra coloración indicará contaminación o enfermedad del aparato reproductor (Figura 9B). El volumen se mide empleando una probeta graduada (Córdova et al., 2015) o una balanza de precisión (Valverde et al., 2021; Rocha et al., 2005). Los valores normales oscilan entre 100 y 500 ml (López et al., 2014). El pH del semen de verraco es ligeramente ácido de 6.8 a 7.0 (López et al., 2014). El método más utilizado para medir el pH seminal es mediante tiras reactivas de pH (Torreta et al., 2010).

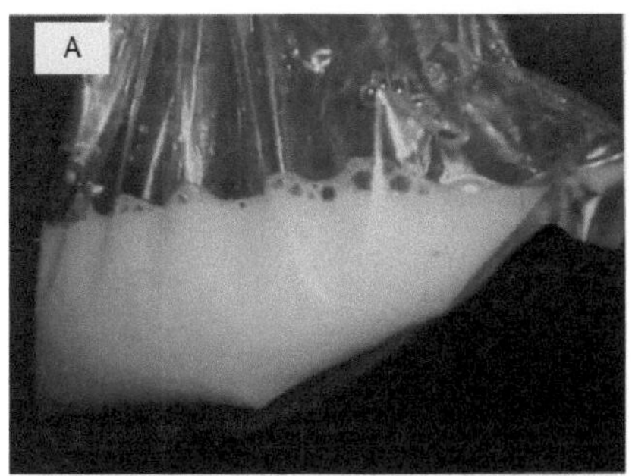


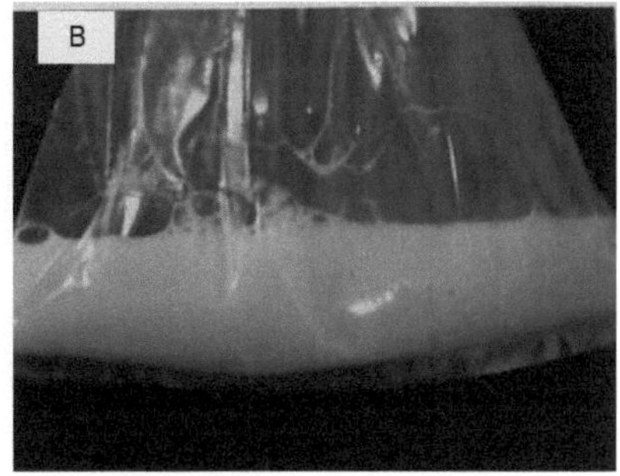


**Figura 9.** Evaluación macroscópica del eyaculado; el color normal es blanco nacarando con tonalidades amarillo-azuladas (A), coloración anormal (B). **Fuente.** Tomada de Domínguez et al., 2007.

## 1.4 Características microscópicas

### 1.4.1 Técnicas para evaluar viabilidad espermática

La viabilidad o vitalidad espermática es un término genérico asociado a la salud general de los espermatozoides y representa la proporción de espermatozoides vivos presentes en una muestra de semen (Love, 2016).

El estudio de la vitalidad espermática se realiza principalmente empleando dos técnicas: la tinción de eosina-nigrosina y las pruebas hipoosmóticas conocidas como HOST (por su denominación en inglés hypo-osmotic swelling test) (Koziol, 2024).

#### a. Técnica de Tinción Eosina-nigrosina

En la actualidad la técnica de eosina-nigrosina es la prueba más utilizada, mediante la cual se considera que los espermatozoides que pierden la integridad de la membrana (muertos) son permeados por el colorante y se tiñen de rojo-rosa mientras que una célula con la membrana celular intacta (viva) no se tiñe con eosina (Figura 10) (Diaz et al., 2009).

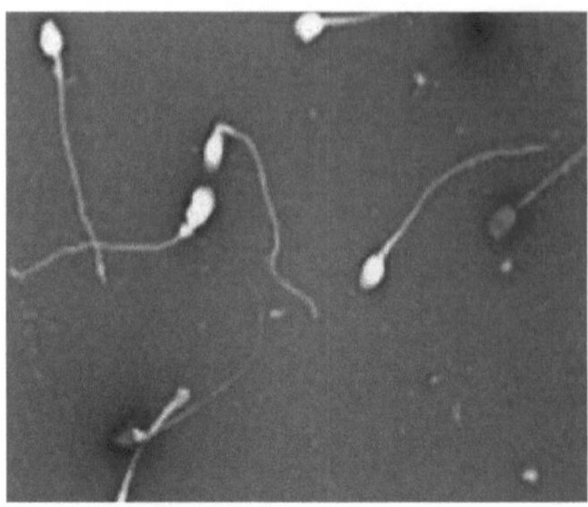

**Figura 10.** Prueba de vitalidad espermática; espermatozoides muertos (se observan teñidos de color morado) y los espermatozoides vivos (se pueden observar sin tinción o un color ligeramente rosado).
**Fuente.** Tomada de https://clinicanidus.com.br/testes-de-vitalidade/

Para la evaluación se sigue la descripción de González et al., (2008) y Quintero et al., (2009) de la siguiente manera

1. Colocar 10 µL de semen en un portaobjeto atemperado a 37°C
2. Colocar al lado de la gota de semen 10 µL de colorante eosina-nigrosina
3. Homogenizar suavemente
4. Extender finamente la muestra a lo largo del portaobjetos.
5. Dejar secar la laminilla a temperatura ambiente por 30 min.
6. Observar los frotis en microscopio óptico (Globe, n° de serie 62359, Alemania) con el objetivo de inmersión de 100X
7. Realizar un recuento de 100 espermatozoides y expresar el porcentaje de espermatozoides vivos

**b. Test hipoosmóticos HOST (Hypoosmotic swelling test)**

Esta prueba se basa en la suspensión de espermatozoides en una solución hipoosmótica que produce un desequilibrio entre los medios intracelular y extracelular, situación que la célula trata de compensar difundiendo agua al compartimento intracelular por lo que la membrana del espermatozoide se hincha y el flagelo se riza. Se considera que un espermatozoide con la membrana hinchada y el flagelo enrollado es funcionalmente activo y, por tanto, vivo (Figura 11); sin embargo, si la membrana no está funcionalmente activa permitirá la salida de sustancias osmóticamente activas y no se hinchará, por lo que se considerará un espermatozoide no funcional y muerto (KUBUS, 2010).

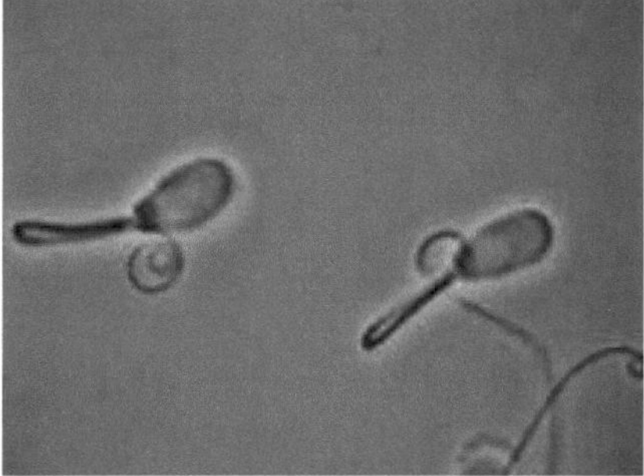

**Figura 11.** Prueba hiposmótica, los espermatozoides vivos presentan colas enrolladas.
**Fuente.** Tomada KUBUS 2010.

Para realizar la evaluación se sigue la técnica descrita en el Manual de inseminación artificial porcina (KUBUS, 2010) de la siguiente manera

1. Incubar en baño María a 37°C: 100 µl de semen en 1 ml de una solución hipoosmótica. Tras una hora de incubación, se fija una muestra en una solución al 0.2% de formaldehído o glutaraldehído
2. Se observa en un microscopio de contraste de fases a 400 aumentos.
3. Contar al menos 200 espermatozoides/preparación.

### 1.4.2 Método para el análisis de aglutinación

La aglutinación espermática se refiere al agregado de espermatozoides (vivos o muertos), algunas de las posibles causas es el filtrado defectuoso durante la extracción seminal, el shock térmico por un mal manejo del semen, la presencia de espermatozoides muertos o con baja viabilidad, descamaciones y cambios en el pH del plasma seminal (Córdova et al., 2015).

Según Maside et al., (2023) el grado de aglutinación suele medirse de la siguiente manera (Figura 12): 0 o ausente, 1 o baja (<10% de células aglutinadas), 2 o moderada (10–15% de células aglutinadas) y 3 o grave (>15% de células aglutinadas). La evaluación de la aglutinación se puede realizar en paralelo a la movilidad en muestras de semen fresco o diluido (Del Valle, 2015).

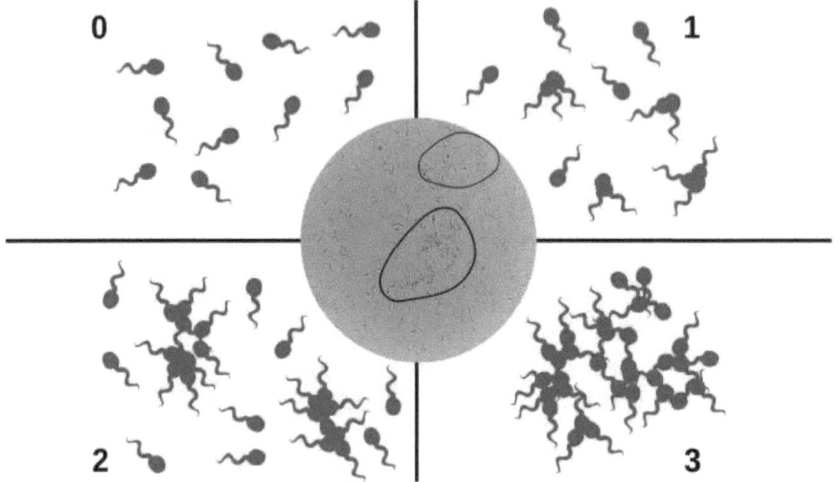


**Figura 12.** Representación del grado de aglutinación espermática. 0 no hay aglutinación 1, se observa la unión entre algunos espermatozoides; 2, simboliza la unión evidente de los espermatozoides; 3, representa un agrupamiento masivo de espermatozoides.
**Fuente**. Tomada de https://repositorio.xoc.uam.mx/jspui/handle/123456789/25193

### 1.4.3 Técnicas para estimar concentración espermática

La concentración espermática es una medida que permite calcular el número total de espermatozoides presentes por unidad de volumen de eyaculado (Valverde et al., 2021). El método más utilizado para realizar este cálculo es el recuento manual, utilizando cámaras de recuento Neubauer (Figura 13), Burker y Makler, debido a su sencillez y bajo coste para la evaluación (Association of Applied Animal Andrology, 2016). En menor medida, se usan contadores celulares electrónicos, citometría de flujo y programas informáticos de análisis seminal conocidos como CASA, debido al alto coste de adquisición de los equipos y de personal capacitado para su uso (Maside et al.,2023). El número medio de espermatozoides por mililitro de semen porcino es de 250 millones; la fracción rica contiene entre 400 y 1.300 millones/ml (Domínguez et al., 2007).

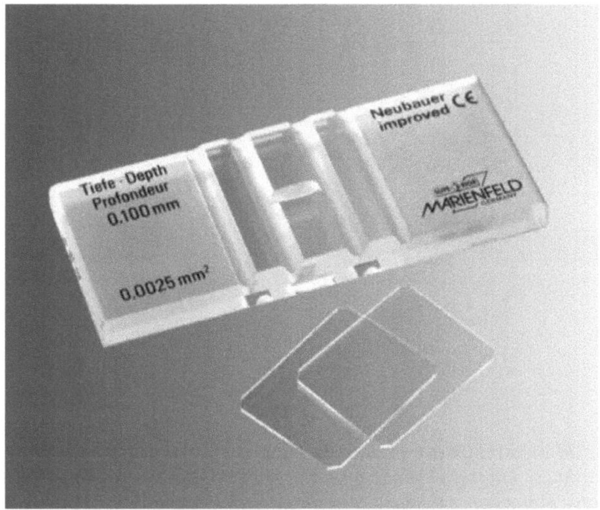


**Figura 13.** Cámara de Neubauer
**Fuente.** Tomada de https://www.fishersci.se/shop/products/counting-chambers-neubauer-improved-dark-lines-double-net-ruling-2-cover-glasses/15980396

**a. Cámara de Neubauer**

La cámara de Neubauer o hematocitómetro consiste en una zona de carga donde se deposita la muestra que avanza por el espacio capilar, gracias a la acción de los cubreobjetos y los portaobjetos (Soler & Valverde 2023). Está conformada por un portaobjetos de cristal grueso de 30 x 70 mm y 4 mm de grosor, con dos cámaras de recuento una superior y otra inferior, separadas por una ranura. Sobre estas cámaras se coloca un portaobjetos que delimita su profundidad, generalmente 0.1 mm. En el fondo de las cámaras hay una retícula cuadrangular de 3 mm x 3 mm de lado, subdividida a su vez en 9 cuadrados de 1 mm de lado cada uno. Los cuatro cuadrantes laterales (L1, L2, L3 y L4) se utilizan para el recuento de leucocitos, cada uno de ellos subdividido a su vez en un conjunto de 4 x 4. El cuadrante central (H) está destinado al recuento de eritrocitos, plaquetas y espermatozoides (Figura 14), con un total de 25 cuadrantes de 0.2 mm de lado, entre los que destacan H1, H2, H3, H4 y H5 (Celeromics Technologies S,L.).

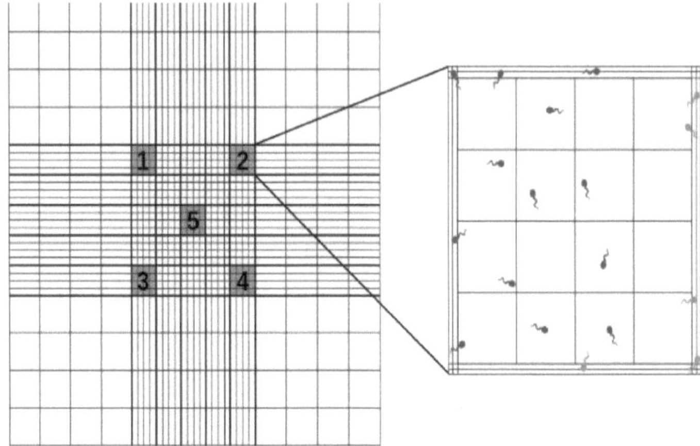


**Figura 14.** De lado izquierdo se señalan los cinco cuadrantes destinados para el conteo espermático. De lado derecho se observa uno de los cuadrantes de la cámara, los espermatozoides de color azul que tocan límite superior o el límite izquierdo del cuadro se cuentan y los espermatozoides de color naranja no se cuentan si tocan el límite inferior o el límite derecho.
**Fuente.** Tomada de https://repositorio.xoc.uam.mx/jspui/handle/123456789/25193

Para realizar el conteo celular se debe ejecutar la técnica de la siguiente manera (Gonzales et al., 2008):

1. Diluir el semen en una proporción 1:100 en solución salina, previamente preparada con 1 litro de agua destilada mezclada con 10 ml de formol, 9 g de cloruro de sodio y 0.3 g de azul de metileno.
2. Colocar el cubreobjetos sobre la cámara de conteo.
3. Homogenizar y cargar 10 µL de la muestra con una micropipeta.
4. Depositar la muestra en el borde del cubreobjetos para que se distribuya por capilaridad entre el espacio del portaobjetos y el cubreobjetos (Figura 16).
5. Colocar la cámara de Neubauer en la bandeja del microscopio con el objetivo de 40x.
6. Con la ayuda de las líneas prolongadas que delimitan la superficie del cuadro central, ubicar los cuadros H1, H2, H3, H4 y H5.
7. Realizar el recuento en orden de zigzag (Figura 16), contabilizando las cabezas de los espermatozoides que tocan el límite superior o el límite izquierdo del cuadro y no contabilizando las que tocan el límite inferior o derecho

8. Aplicar la fórmula de cálculo de la concentración celular. Concentración de espermatozoides/mL = número de espermatozoides contados x 5000. El factor de multiplicación se origina multiplicando el volumen ocupado por los cinco cuadros a contar por la dilución.

### b. Espectrofotómetro

El espectrofotómetro es un instrumento que emite un haz de luz sobre una muestra y mide el porcentaje que es capaz de atravesarla (transmitancia) o que queda retenido (absorbancia) (Maside et al.,2023). El NúcleoCounter SP-100 es un dispositivo que no requiere calibración, es fácil de usar y permite obtener resultados precisos y exactos (Association of Applied Animal Andrology, 2016). Determina la concentración y viabilidad de los espermatozoides en semen fresco o diluido mediante un casete especial que incorpora yoduro de propidio (PI), un colorante que interactúa con el ADN y desintegra las membranas plasmáticas de los espermatozoides, emitiendo una fluorescencia roja que es captada y analizada con un software de imagen incluido en el sistema (Figura 15), calculando así la concentración de espermatozoides en una muestra de semen (CHEMOMETEC).

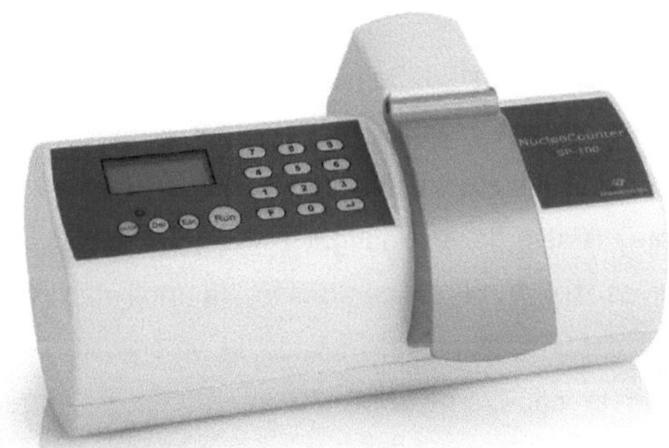


**Figura 15.** NúcleoCounter SP-100.
**Fuente.** Tomada de https://arbiotech.com.mx/2020/08/02/nucleocounter-sp-100-el-estandar-de-oro-en-el-conteo-de-celulas-espermaticas/

### c. Citometría de Flujo

La citometría de flujo (CMF) es una técnica de diagnóstico clínico con diferentes aplicaciones biomédicas que permite realizar recuentos rápidos y automatizados de poblaciones celulares (Association of Applied Animal Andrology. 2016), cuyo principio se basa en hacer pasar una suspensión de células alineadas delante de un haz luminoso de forma individual a un flujo continuo. El impacto generado al incidir la luz se transforma en señales de diferentes longitudes de onda que son recogidas por detectores (Figura 16). Estas señales de fluorescencia se convierten en datos electrónicos, que se almacenan en un ordenador para su análisis posterior (Koziol, J. 2024).

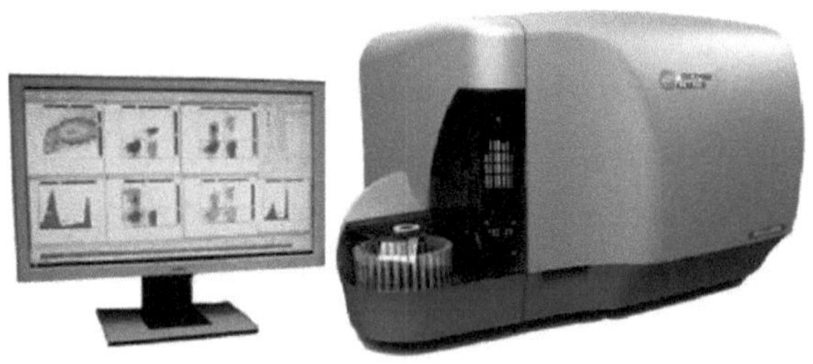

**Figura 16.** Funcionamiento general y características de un citómetro de flujo.
**Fuente.** Tomada de https://www.exa.unrc.edu.ar/capacitacion-tecnica-sobre-uso-del-citometro-de-flujo/

### d. Sistema CASA

Los CASA (Computer Assissted Semen Analysis, por sus siglas en inglés) sustituyen el espermiograma clásico realizado por un técnico por un sistema informático artificial que involucra un soporte físico (hardware) y un soporte operativo (software) (Valverde & Madrigal 2018) (Figura 17), capaz de emitir informes cualitativos sobre la concentración, la motilidad y el movimiento cinemático de los espermatozoides, incluida la velocidad, la linealidad y el desplazamiento de la cabeza (Koziol, 2024), morfología, integridad de las membranas y fragmentación del ADN de una población de espermatozoides, eliminando la noción de una muestra seminal como una unidad global. El sistema CASA se basa en la captura sucesiva de 50 imágenes por segundo (Valverde et al., 2019), provenientes de un microscopio de contraste de fases, las cuales son enviadas a un ordenador para ser analizadas por un programa informático integrado por distintos módulos que permiten al operador ajustar y determinar los parámetros de análisis.

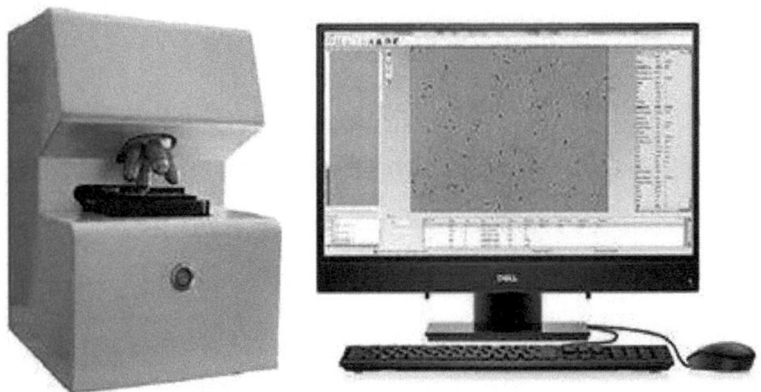

**Figura 17.** Sistemas computadorizados de análisis seminal (CASA).
**Fuente.** Tomada de https://www.indiamart.com/expertvisionlabs/computer-assisted-semen-analysis-system.html

### 1.4.4 Técnicas para valorar motilidad espermática

Se trata de una evaluación cuali-cuantitativa que estima el porcentaje de espermatozoides en movimiento (de 0 a 100%) y la calidad de la motilidad (Figura 18) (Córdova et al., 2015). Históricamente, es la prueba más común ya que se asocia con la capacidad de fertilización de los espermatozoides (Love, 2016). En función de la calidad del movimiento los espermatozoides logran desplazarse a través del aparato reproductivo de la hembra y traspasar las envolturas del ovocito (Valverde y Madrigal, 2018). Existen dos tipos de motilidad: total y progresiva, que pueden evaluarse mediante métodos subjetivos utilizando microscopía óptica o métodos objetivos, mediante los sistemas CASA, que son más eficaces (Maside et al., 2023). Los eyaculados idóneos deben presentar más del 75 % de espermatozoides móviles y al menos el 65 % de espermatozoides con movimiento progresivo (Valverde et al., 2021).

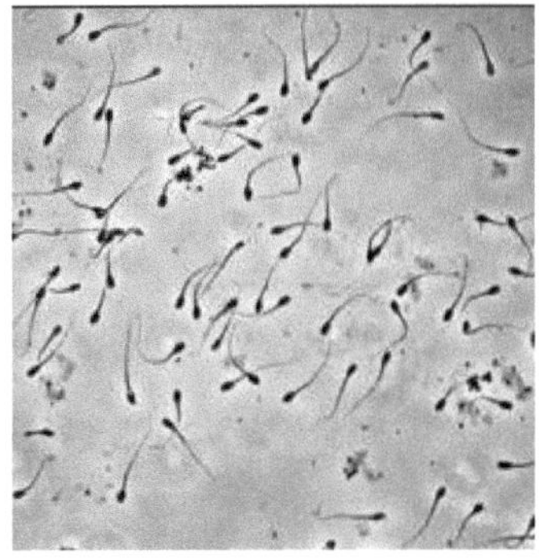

**Figura 18.** Prueba de porcentaje de espermatozoides en movimiento y calidad de motilidad.
**Fuente.** Tomada de https://quizlet.com/397037517/sperm-histology-diagram/

**a. Análisis subjetivo de la movilidad**

La movilidad masal es un análisis subjetivo de los espermatozoides. Se utiliza semen no diluido y se valora el número, la densidad y la velocidad del movimiento de las ondas o remolinos que se forman en la superficie de la gota de semen (Valverde et al., 2021).

Los valores de puntuación en función del tipo de movimiento de los espermatozoides se encuentran en una escala del 0 a 5 (Tabla 4), siendo un valor inferior el correspondiente a la ausencia de ondas y de movimiento, y un valor superior el correspondiente a la presencia de ondas densas y con movimiento muy rápido (Maside et al.,2023, Córdova et al., 2015, Calatayud & Quintero 2021, González et al., 2008).

**Tabla 4. Valoración de la motilidad masal**

| Valoración | Característica del movimiento | Categoría de semen |
|---|---|---|
| 0 | Ondas inexistentes y no se observan espermatozoides móviles | Pésima |
| 1 | Ondas inexistentes y espermatozoides con escaso movimiento | Deficiente |
| 2 | Ondas inexistentes y con movimiento en la mayoría de los espermatozoides | Escasa |
| 3 | Ondas de movimiento lento | Regular |
| 4 | Ondas de movimiento vigoroso | Buena |
| 5 | Ondas densas con movimiento muy rápido | Excelente |

**Fuente.** Tomado de Domínguez et al., 2007

Para su valoración según González et al., 2008 y Torreta et al., 2010 se realiza el siguiente procedimiento

1. Atemperar el semen y el portaobjetos a 37° C.
2. Colocar una gota de semen en el portaobjetos y cubrirlo con el cubreobjetos.
3. Colocar la muestra en un microscopio óptico y enfocar con el objetivo 40x.

La movilidad subjetiva individual valora la calidad y cantidad del movimiento del semen diluido (Valverde et al., 2021). La calidad del movimiento se evalúa en una escala del 0 a 5, donde 0 representa un movimiento nulo y 5 un movimiento progresivo muy rápido (Tabla 5) (Calatayud & Quintero 2021; González et al., 2008).

**Tabla 5. Valoración de la calidad del movimiento**

| Valoración | Característica de la calidad del movimiento |
|---|---|
| 5 | Espermatozoides con movimiento progresivo muy rápido |
| 4 | Espermatozoides con movimiento progresivo, rápido |
| 3 | Espermatozoides con movimiento progresivo lento y sinuoso |
| 2 | Espermatozoides con movimientos anormales o eventualmente progresivos |
| 1 | Espermatozoides sin movimiento progresivo, girando sobre si mismos |
| 0 | No se observa movimiento |

**Fuente.** Tomado de Domínguez et al., 2007

### b. Análisis objetivo de la motilidad.

El módulo de movilidad y cinética de los sistemas CASA-Mot describe los patrones cinemáticos de los espermatozoides (Tabla 6) (Barquero et al., 2021), mediante una captura inicial que enfoca el centro de masa de un centroide de cada espermatozoide para después localizar la célula en imágenes sucesivas en el tiempo (Valverde et al., 2019). Finalmente, el programa analiza las imágenes y estima el porcentaje de espermatozoides móviles totales, móviles progresivos, el porcentaje de espermatozoides estáticos, lentos, medios o rápidos y proporciona una serie de datos de velocidad, ratios y parámetros que aportan información sobre la amplitud o la frecuencia de batida del flagelo, que pueden ser indicadores de la movilidad hiperactiva (Valverde et al., 2019).

**Tabla 6.** Parámetros cinemáticos proporcionados por el sistema CASA.

| Abreviatura | Parámetro | Descripción | Unidades |
|---|---|---|---|
| VSL | Velocidad en línea recta | Velocidad promedio de los espermatozoides en línea recta desde el principio hasta el final del trayecto | um/s |
| VAP | Velocidad media del trayecto | Velocidad promedio del trayecto suavizado de los espermatozoides | um/s |
| VCL | Velocidad curvilínea | Velocidad promedio a lo largo de la trayectoria de los espermatozoides | um/s |
| STR | Porcentaje de rectitud | Relación VSL/VAP | % |
| LIN | Porcentaje de linealidad | Relación VSL/VCL | % |
| WOB | Coeficiente de bamboleo | Relación VAP/VCL | % |
| BCF | Frecuencia cruzada de batido | | Hz |
| ALH | Amplitud del desplazamiento lateral de la cabeza | | Um |

**Fuente.** Iglesias et al., 2015

### 1.4.5 Técnicas empleadas para morfología espermática

El estudio de la morfología espermática determina el porcentaje de espermatozoides con estructura normal y el número de espermatozoides morfológicamente anormales (Figura 19) (Love,2016; Wysokińska et al., 2023), con defectos en la cabeza (número, tamaño y apariencia), en la pieza intermedia (ubicación y apariencia), anormalidades en el flagelo (número, forma y tamaño) (González et al., 2008), y en particular, la presencia y ubicación de la gota citoplasmática (Torreta et al., 2010). Los valores normales de un eyaculado son: ≥80% de espermatozoides morfológicamente normales, <20% de espermatozoides morfológicamente anormales y <15% de espermatozoides con gotitas citoplasmáticas (Maside et al., 2023).

Estas anormalidades pueden clasificarse en primarias, secundarias y terciarias (Oyeyemi & Ubiogoro, 2005): las primarias se producen por alguna deficiencia en la espermatogénesis y pueden afectar a cualquier estructura del espermatozoide. Las secundarias se producen durante la maduración de los espermatozoides en el epidídimo y corresponden a defectos morfológicos en la cola, como colas en látigo, gotas citoplasmáticas (GCs) (Figura 19). Finalmente, las anomalías espermáticas terciarias se deben a una mala manipulación del semen y corresponden a defectos en la cola, como colas en látigo, por alteraciones en la osmolaridad o cambios de temperatura, y cabezas sin cola, consecuencia de una mala realización de extensiones sobre portaobjetos (Torreta et al., 2010; Domínguez et al., 2007).

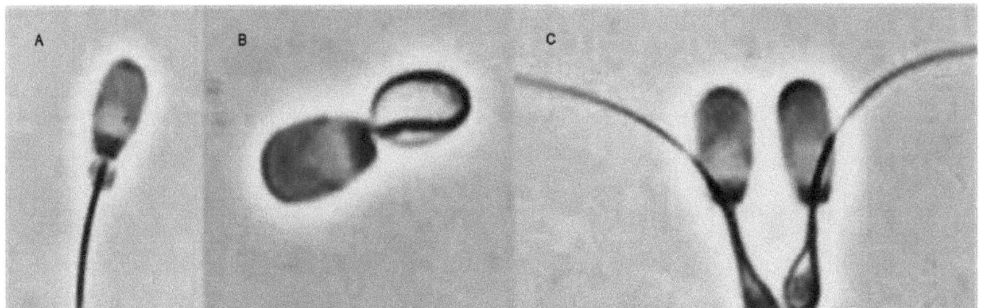


**Figura 19.** Anomalías morfológicas; (A) gota citoplasmática proximal, (B) cola en ovillo y cola en látigo (C).
**Fuente.** Tomada de KUBUS, 2010.

Las gotas citoplasmáticas son vesículas residuales del citoplasma, de 2 µm de diámetro, que pueden encontrarse en la pieza intermedia de forma proximal o distal (Gómez et al., 2014). Se originan por el uso excesivo de los machos que ocasiona el pasaje rápido de los espermatozoides por el epidídimo impidiendo la eliminación de la gota citoplasmática (Torreta et al., 2010), Es la alteración espermática más frecuente encontrada en semen de verracos (Diaz et al., 2009; Gómez et al., 2014).

Existen diferentes técnicas para el análisis de las alteraciones morfológicas de los espermatozoides, que van desde la observación con microscopía óptica hasta la valoración mediante microscopía electrónica y programas informáticos (Domínguez et al., 2007).

El estudio clásico de la morfología espermática se caracteriza por la utilización de espermatozoides fijados y coloreados. Para la observación de la morfología espermática, las soluciones de fijación más utilizadas son la solución salina de formaldehído (formaldehído y cloruro de sodio) y/o el citrato de formaldehído (formaldehído y citrato de sodio), mientras que para colorear se utiliza la tinción eosina-nigrosina conocida como el método de rutina (Arsenakis et al., 2017), azul de metileno, Giemsa y rosa de Bengala (Oberlender et al., 2012; Rocha et al., 2005).

### a. Microscopía óptica

Para la evaluación de la morfología espermática mediante la técnica de eosina-nigrosina, se sigue la descripción de González et al., (2008) y Quintero et al., (2009).

1. Colocar 10 µL de semen en un portaobjeto atemperado a 37°C
2. Colocar al lado de la gota de semen 10 µL del colorante eosina-nigrosina
3. Homogeneizar suavemente
4. Extender finamente la muestra a lo largo del portaobjetos.
5. Dejar secar la laminilla a temperatura ambiente por 30 min.
6. Observar los frotis en microscopio óptico (Globe, n° de serie 62359, Alemania) con el objetivo de inmersión de 100x
7. Realizar un recuento de 200 espermatozoides y clasificarlos según su apariencia en normales y anormales. Expresar en porcentaje el número de espermatozoides anormales

### b. Contraste de fases

Para la evaluación de la morfología espermática mediante contraste de fases según la descripción de Díaz et al., (2009), Osorio-Serna et al., (2007) y Gómez et al., (2015) se debe realizar la fijación de espermatozoides con solución salina al 0,3% de formol utilizando un microscopio de contraste de fase con aumento de 400x, y contabilizar las anomalías morfológicas presentes en 200 espermatozoides; de cabeza (suelta, macro, micro y piriforme), de la pieza media (doble y doblada), de cola (corta, doblada, enrollada, suelta, en bucle y doble), así como las gotas citoplasmáticas (CD): proximales o distales.

### c. Microscopía de contraste de interferencia diferencial

La microscopía de contraste de interfaz diferencial (DIC) es el estándar de oro en los laboratorios de andrología más sofisticados para la evaluación de la morfología espermática, ya que proporciona una apariencia tridimensional a los espermatozoides observados. La DIC utiliza portaobjetos de montaje húmedo que a menudo se preparan con solución salina de formol tamponado (Koziol, 2024).

### d. Microscopía electrónica

La microscopía electrónica utiliza un haz de electrones acelerados como fuente de iluminación para obtener una imagen de la muestra o del objeto de estudio. Esta técnica proporciona una resolución alta, que supera a la de la microscopía óptica y permite visualizar las estructuras internas, la ultraestructura y las características morfológicas de los espermatozoides (Koziol, 2024).

### e. Sistema ASMA

El análisis automatizado de la morfología espermática ASMA (Automated Sperm Morphology Analysis) define las dimensiones y forma del espermatozoide (morfometría) de forma más objetiva y reproducible (Quintero et al.,2009). Este sistema consta de un microscopio (Nikon/Labophot-2, Tokio, Japón) con un objetivo de campo claro y una cámara de vídeo (Sony/CCD AVC-D7CE, Sony Corporation, Tokio, Japón) conectada a un procesador Pentium de 950 MHz (González et al., 2008).

Para el análisis de la morfometría espermática (longitud, µm; anchura, µm; área, $\mu m^2$ y perímetro, µm) mediante el módulo de morfometría (Sperm-class Analyzer®, Microptic, Barcelona, España), deben realizar extendidos de semen y teñir con HEMACOLOR (Merck, Darmstadt, Alemania, Cat. No. 11661) y 24 horas más tarde, las láminas teñidas deben fijarse con fosfato dibutil xileno (DPX) (Quintero et al., 2009). El sistema graba entre 225 y 230 imágenes en formato de víideo y las digitaliza con 256 niveles de grises, lo que asegura un mínimo de 100 medidas de la cabeza espermática por muestra.

### f. Sistema CASA

El módulo de morfometría requiere la fijación y tinción celular para poder discriminar correctamente sus diferentes estructuras (acrosoma, cabeza y pieza intermedia). Este tipo de sistemas de morfometría miden la longitud de la cabeza (L), el ancho (W), el área (número total de píxeles) (A) y el perímetro (P), lo que permite calcular parámetros de forma como la elipticidad (L/W)), la elongación (L-W/L+W), para cada cabeza de espermatozoide (Valverde & Madrigal, 2018).

### 1.4.6 Métodos para evaluar la Integridad del acrosoma

La integridad del acrosoma es un parámetro de suma importancia, debido a su papel en la reacción acrosoma necesaria para la fecundación del ovocito (Domínguez et al., 2007). Los valores máximos de lesiones aceptadas son del 20% (Córdova et al., 2015)

El criterio de evaluación consiste en clasificar como acrosoma íntegro (NAR, Normal Apical Ridge) aquellos espermatozoides en los que el capuchón está suavemente adherido al núcleo y poseen un borde apical que forma una ligera concavidad; como borde apical dañado (DAR, Damaged Apical Ridge), aquellos en los que se observa desprendimiento en la parte posterior del borde apical; como borde apical faltante (MAR, Missing Apical Ridge), se clasifican los espermatozoides que carecen del borde apical, pero cuyo capuchón acrosomal está fuertemente adherido a la cabeza del espermatozoide. Por último, como capuchón acrosomal desprendido (LAC, Loose Apical Cap), se clasifican aquellos espermatozoides que presentan vesiculación del capuchón acrosomal (Figura 20) (Osorio-Serna et al., 2007).

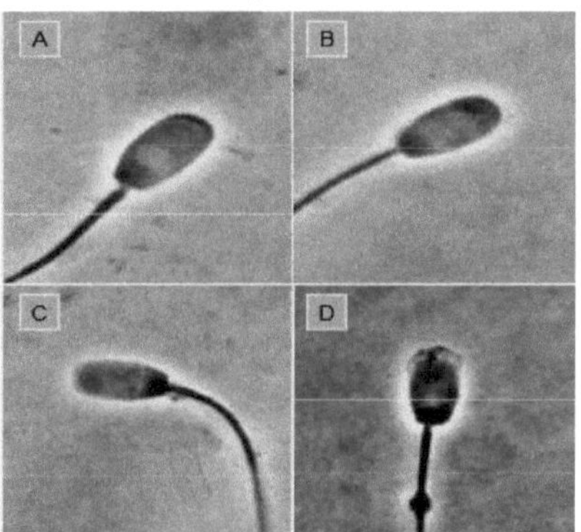


**Figura 20.** (A) Espermatozoide con acrosoma tipo NAR. (B) Espermatozoide con acrosoma tipo DAR. (C) Espermatozoide con acrosoma tipo MAR. (D) Espermatozoide con acrosoma tipo LAC.
**Fuente.** Tomada de Osorio-Serna et al., 2007.

#### a) Microscopía óptica

El porcentaje de NAR se realiza con la técnica de Giemsa modificada según Iglesias et al. (2019):

1. Realizar una película fina con una gota de semen depositada en un portaobjetos.

2. Dejar secar el frotis

3. Con una inclinación de 35°, fijar la laminilla vertiendo alcohol etílico lentamente y de forma continua durante 5 segundos.

4. Dejar secar la muestra a temperatura ambiente.
5. Teñir el portaobjetos con la tinción de Giemsa (Sigma-Aldrich), que se ha preparado previamente con 0.6 g de Giemsa y 20 ml de agua destilada, durante 25 minutos.
6. Enjuagar con agua destilada a chorro lento, manteniendo la inclinación a 35º.
7. Dejar secar la muestra.
8. Evaluar la laminilla en un microscopio óptico a con aceite de inmersión a 100x, y contar 100 células. Se considerará a un acrosoma intacto aquellas células que presenten el borde apical del espermatozoide teñido intensamente.

**b. Contraste de fases**

Para la evaluación de la integridad mediante la técnica de microscopía de contraste de fases según la descripción de Díaz et al., (2009) y Gómez et al., (2015), se debe realizar la fijación de espermatozoides con glutaraldehído al 2% y utilizando un microscopio de contraste de fase con aumento de 400x, realizar dos lecturas contando 100 espermatozoides cada una, que se promedian y clasifican.

### 1.4.7 Pruebas para analizar fragmentación del ADN

Las técnicas empleadas se basan en la detección de roturas en la cadena de ADN del núcleo del espermatozoide, mediante el uso de enzimas o tratamientos de lisis inducida por calor o por ácidos (Tabla 7) (Valverde & Madrigal 2018).

| Tabla 7. Técnicas empleadas análisis en la fragmentación del ADN. | | | |
|---|---|---|---|
| Prueba | Principio | Parámetro evaluado | Daños detectados |
| SCSA | Desnaturalización ácida y tinción con naranja de acridina. | Porcentaje de fluorescencia roja | Roturas de cadena simple y cadena doble |
| SCDt | Desnaturalización ácida, lisis de las membranas espermáticas y extracción de protaminas. | Porcentaje de espermatozoides con halo | Roturas de cadena simple y cadena doble |
| TUNEL | Unión de dUTP a los extremos de ruptura (muescas) de 3′-hidroxilo del ADN fragmentado | Porcentaje de células con ADN marcado | Roturas de cadena simple y cadena doble |
| COMETA | Lisis de las membranas espermáticas, desnaturalización alcalina y electroforesis en gel de agarosa | Porcentaje de espermatozoides con cola (fragmentos de ADN | Roturas de cadena simple y cadena doble |
| Fuente: Modificada de Maside et al., 2023. | | | |

## a. Ensayo de la estructura de la cromatina espermática

El ensayo de la estructura de la cromatina espermática (SCSA, por sus siglas en inglés, Sperm Chromatin Structure Assay) es una técnica desarrollada en 1980 que consiste en desnaturalizar la molécula de ADN con una solución ácida y una vez desnaturalizada, se tiñe con naranja de acridina. Se trata de un fluorocromo catiónico que se intercala entre las dos cadenas de ADN bicatenario y, al ser excitado, emite una fluorescencia verde cuando permanece intacto (Figura 21), mientras que, al intercalarse en el ADN de cadena sencilla (ADN desnaturalizado), emite una fluorescencia roja (Iglesias et al., 2021).

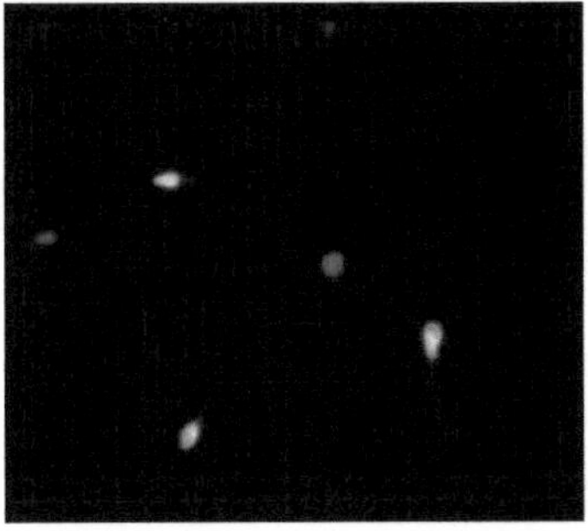

**Figura 21.** Ensayo de la estructura de la cromatina espermática con naranja de acridina, fluorescencias verdes representan ADN intacto, mientras que una fluorescencia roja simboliza daño en el ADN.
**Fuente.** Tomada de Valverde & Madrigal 2018.

### b. Prueba de dispersión de cromatina espermática

La prueba de dispersión de cromatina espermática (SCDt), también conocida como prueba de halo, se realiza desnaturalizando ácidamente el ADN y desproteinizándolo a continuación. Los espermatozoides de cerdo con ADN fragmentado muestran un halo (Figura 22), mientras que aquellos con un ADN intacto no lo muestran (Maside et al., 2023). Este ensayo requiere que la dispersión del ADN se realice en portaobjetos con agarosa, y la fragmentación del ADN se visualiza mediante tinción de Wright o con tinción con un fluorocromo con afinidad por los ácidos nucleicos (KUBUS 2010).

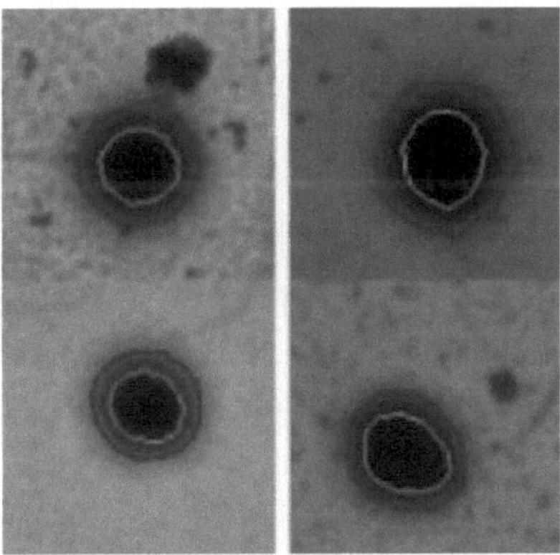

**Figura 22.** La fragmentación del ADN se basa en la producción de un halo periférico de dispersión del material genético.
**Fuente.** Tomada de Valverde & Madrigal 2018.

### c. Prueba de TÚNEL

El ensayo TÚNEL (Terminal dUTP Nick-End Labeling) se basa en la incorporación de nucleótidos marcados en los extremos del ADN que quedan libres a causa de las rupturas de la cadena, ya sean simples o dobles. La reacción se cataliza mediante la acción de una transferasa terminal (TdT) que incorpora desoxiuridina, modificada con biotina o digoxigenina, en el extremo 3'-OH de la cadena afectada (Maside et al., 2023). El nucleótido incorporado está marcado directamente con un fluorocromo y, a continuación, se amplifica esta señal de acuerdo con las roturas que presente la cadena de ADN.

### d. Ensayo COMETA

El ensayo Cometa se basa en la electroforesis en gel de agarosa y permite determinar la presencia de roturas de ADN monocatenario y bicatenario en un espermatozoide determinado (KUBUS, 2010). Debido a que, cuando se someten a un campo eléctrico, los fragmentos de ADN se pueden separar en función de su tamaño y carga, las hebras rotas, que están cargadas negativamente, migran hacia el ánodo positivo electroforético adoptando una estructura en forma de cometa, mientras que los espermatozoides con núcleos sin fragmentación muestran una estructura compacta sin desplazamiento de ADN (Figura 23) (Maside et al., 2023).

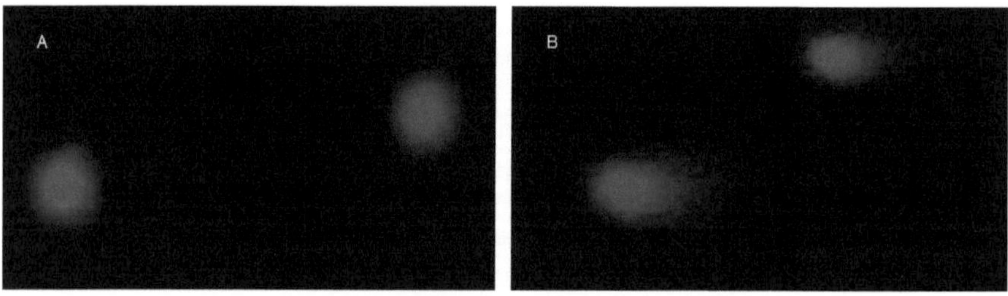


**Figura 23.** Imagen del ADN detectado mediante ensayo COMETA; (A) ADN intacto y (B) ADN dañado.
**Fuente.** Modificada de https://www.researchgate.net/figure/Figura-1-Imagenes-caracteristicas-del-dano-al-ADN-detectado-mediante-el-ensayo-Cometa

# II. JUSTIFICACIÓN Y PLANTEAMIENTO DEL PROBLEMA

El presente trabajo es una recopilación de información extraída de bases de datos electrónicas y libros sobre el uso de la espermatobioscopia en la selección de sementales porcinos en programas de inseminación artificial, y constituir una fuente de consulta para estudiantes y profesionales de la salud veterinaria dedicados a la reproducción porcina.

Los sementales representan menos del 2% del inventario total y el 50% de los genes de la progenie producida en centros de inseminación artificial. La selección de sementales se basa en tres criterios: genéticos, reproductivos y clínico-sanitarios. En el aspecto reproductivo se ha destacado la importancia de incluir los rasgos relacionados con la calidad del semen. La espermatobioscopia es una prueba diagnóstica que permite identificar verracos y/o eyaculados potencialmente subfértiles.

# III. OBJETIVOS

**Objetivo General**

Documentar los principales parámetros y técnicas de espermatobioscopía para la selección de sementales en centros de inseminación artificial.

**Objetivos específicos**

Realizar una búsqueda de información sobre los principales parámetros y técnicas de espermatobioscopía en verracos.

Organizar la información consultada para elaborar un trabajo documental descriptivo.

Describir la anatomía funcional y las características histológicas del aparato reproductor del verraco.

# IV. METODOLOGÍA

El presente trabajo es de tipo documental descriptivo. El proceso comienza con la búsqueda de información en bases de datos electrónicas a través de internet con el propósito de identificar estudios realizados entre 2000 y 2024. El tema de interés para la realización de la revisión sistemática fueron las técnicas empleadas en la espermatobioscopia para la selección de sementales en centros de inseminación artificial. Con este fin, se consultaron las siguientes bases de datos disponibles en línea: Redalyc (a través de internet), Scielo (a través de internet) y Science Direct (a través de internet). La estrategia de búsqueda se realizó mediante la utilización de las siguientes palabras clave y conectores booleanos: «espermatobioscopía» AND «verracos». Al realizar la búsqueda con los términos mencionados, no se encontraron resultados o referencias asociadas, lo que indicó una alta restricción con la combinación de términos utilizada. Por lo tanto, se rediseñó la estrategia de búsqueda mediante la utilización de las siguientes palabras clave y conectores booleanos: «espermiograma» AND «boar» (Google Académico, Redalyc, Scielo), «análisis» AND «semen» AND «boar» (Science direct). limitando la búsqueda a artículos de texto completo que contuvieran las palabras clave. Se encontraron 70 referencias y se eliminaron 16 que aparecían duplicadas en dos bases de datos. Posterior al análisis de las publicaciones, se procedió a revisar los resúmenes para confirmar su viabilidad para su inclusión en la revisión. A continuación, se seleccionaron 55 publicaciones en internet; 9 en Redalyc, 5 en Scielo, 9 en Google Académico y 31 en Science Direct, que se guardaron en un dispositivo de almacenamiento para proceder a extraer los datos y analizarlos posteriormente.

En primer lugar, para facilitar el análisis de la información se procedió a separar las fuentes de información utilizando el programa de Microsoft Office Word 2010. En segundo lugar, se realizó una tabla en el programa Microsoft Office Excel 2010 para organizar y resumir el contenido de los artículos consultados, tomando en cuenta algunos aspectos que facilitan la identificación y comprensión de estos. Además, se consultó un artículo impreso, cinco libros disponibles en la biblioteca de la Licenciatura en Medicina Veterinaria y Zootecnia de la

Universidad Autónoma de Tlaxcala y cuatro sitios web denominados Recursos Educativos Abiertos (REA).

# V. RESULTADOS

La revisión sistemática mostró que la mayoría de los artículos consultados se publicaron en idioma inglés, principalmente en Estados Unidos y España; únicamente tres se publicaron en México. En cuanto al año de publicación, de los 56 trabajos consultados, 12 se publicaron entre el año 2000 y 2009, 29 entre 2010 y 2019 y 13 entre 2020 y 2024.

Los recursos educativos abiertos (REA) son una herramienta de aprendizaje y de investigación con la que se puede acceder fácilmente y de forma gratuita a través de internet. El Manual de MSD es una referencia concisa, fácil de usar y completa que cubre la diversidad de especies y enfermedades animales. El portal académico CCH la Unidad de Apoyo para el Aprendizaje de la UNAM y el libro digital Reproducción de los animales domésticos están diseñados por alumnos y docentes de la UNAM para el aprendizaje de la reproducción de los animales domésticos, la gametogénesis y entre otros temas de reproducción.

La bibliografía consultada en la biblioteca de la licenciatura de Medicina Veterinaria y Zootecnia sirvió de apoyo para reforzar y complementar los temas descritos en esta revisión. Sin embargo, solo se cuenta con dos libros actualizados de los cinco libros consultados.

El manual de inseminación artificial porcina (Madrid, 2010) y el manual de obtención, evaluación y almacenamiento de semen de verraco (Ciudad de México, 2021), son materiales de apoyo y orientación sobre la reproducción asistida del ganado porcino.

Ninguna de las fuentes consultadas se desarrolló según los Procedimientos Operativos Estándar (POE) dedicados a la producción intensiva de semen.

Finalmente, en la tabla 8 se resumen los parámetros y técnicas mencionados en esta revisión y catalogados como los más utilizados para evaluar las características macroscópicas y microscópicas del eyaculado en verracos. Como se observa en la tabla, los parámetros como el olor, el color y el volumen suelen evaluarse en la mayoría de los estudios, además de la viabilidad y la aglutinación. La concentración del eyaculado suele utilizarse con mayor frecuencia, pues más de 16 fuentes bibliográficas la mencionan y refieren a la Cámara de Neubauer, el espectrofotómetro y la técnica de sistemas computarizados de análisis seminal como las técnicas más utilizadas para realizar ese estudio. La movilidad y la morfología son otros parámetros importantes en la evaluación del eyaculado, y la microscopía óptica es la técnica más utilizada para dicha evaluación, seguida de la técnica de sistemas computarizados de análisis seminal. En cuanto a la evaluación de la integridad del acrosoma resulta de interés particular y, la técnica de microscopía por contraste de fases parece ser más frecuente en su evaluación que la microscopía óptica. En el caso de la fragmentación del ADN, el ensayo de la estructura espermática y la prueba de dispersión de cromatina espermática son los que más se mencionan para su evaluación en comparación con la prueba de túnel y el ensayo cometa.

**Tabla 8.** Principales parámetros y técnicas del espermiograma.

| Parámetro | Técnica | Referencia |
|---|---|---|
| **Olor** | | 13, 33, 42, 44 |
| **Color** | Probeta graduada | 13, 17, 42, 44, 61 |
| **Volumen** | Probeta graduada | 13, 15, 17, 29, 34, 42, 43, 45, 61, 69 |
| **pH** | Tiras de Ph | 44, 61 |
| **Viabilidad** | Tinción Eosina-Nigrosina | 16, 28, 29, 34, 42, 45, 50, 54 |
| | Test hipoosmóticos HOST | 28, 41 |
| **Aglutinación** | Microscopía óptica | 13, 34, 42 |
| **Concentración** | Cámara de Neubauer | 3, 9, 12, 13, 15, 17, 29, 34, 42, 44, 46, 55, 58, 61, 62, 65 |
| | Cámara de Burker | 2, 16, 28, 50 |

| | | |
|---|---|---|
| | Espectrofotómetro | 3, 12, 17, 34, 42, 46, 65 |
| | Citometría de flujo | 3, 12 |
| | Sistemas computadorizados de análisis seminal (CASA) | 3, 41, 42, 58, 65, 69 |
| **Movilidad** | Microscopía óptica | 9, 13, 15, 17, 29, 34, 42, 44, 55, 61, 62 |
| | Sistemas computadorizados de análisis seminal (CASA) | 2, 6, 8, 12, 41, 46, 47, 58, 62, 67, 64, 69 |
| **Morfología** | Microscopía óptica | 2, 15, 17, 34, 46, 55, 66 |
| | Contraste de fases | 16, 28, 50, 61 |
| | Microscopía de contraste de interfaz diferencial | 41, 47 |
| | microscopía electrónica | 41 |
| | Citometría de flujo | 8, 45 |
| | Análisis automatizado de la morfología espermática (ASMA) | 29, 54 |
| | Sistemas computadorizados de análisis seminal (CASA) | 8, 26, 46, 47, 58, 64, 63, 69 |
| **Integridad del acrosoma** | Microscopía óptica | 34 |
| | Contraste de fases | 14, 16, 27, 42, 50 |
| **Fragmentación del ADN** | Ensayo de la estructura de la cromatina espermática (SCSA) | 42, 46, 45, 66 |
| | Prueba de dispersión de cromatina espermática (SCDt) | 42, 46, 58 |
| | TUNEL | 42, 46 |
| | COMETA | 42, 46 |

# VI. CONCLUSIONES

El análisis del semen o espermiograma se basa en la evaluación de las características macroscópicas del semen que incluye la valoración del color, olor, aspecto. pH y volumen, al igual que parámetros microscópicos, tales como la vitalidad, concentración espermática, movilidad, morfología, integridad del acrosoma y fragmentación del ADN.

Gradualmente estas evaluaciones se han mejorado con el desarrollo de tecnologías y equipos multivariables que permiten el análisis de grandes volúmenes de datos. Sin embargo, estos parámetros determinan la aprobación o rechazo de los eyaculados para su uso en inseminación artificial, pero no predicen la capacidad fecundante de la muestra.

La transcriptómica, epigenómica, metabolómica, proteómica y fenómica son métodos recientemente desarrollados y algunos de ellos ya establecidos, que se centra en la identificación de biomarcadores moleculares (proteínas/enzimas, ARN o lípidos) que están presentes en el semen y que podrían reflejar su interacción para una determinada función espermática durante el proceso de fertilización del ovocito.

# VII. REFERENCIAS


1. Almaguer, Y., Font, H., Rosell, R., Quirino, R. & Montes, I. (2015). Evaluación de la calidad seminal en sementales porcinos en un Centro de Inseminación Artificial. *REDVET. Revista Electrónica de Veterinaria, 16*(5),1-7. https://www.redalyc.org/articulo.oa?id=63638742006
2. Arsenakis, I., Appeltant, R., Sarrazin, S., Rijsselaere, T., Soom, A. & Maes, D. (2017). Relationship between semen quality and meat quality traits in Belgian Piétrain boars. *Livestock Science, 205*, 36-42. https://doi.org/10.1016/j.livsci.2017.09.009.
3. Association of Applied Animal Andrology. (2016). Andrology Lab Review: Evaluation of Sperm Concentration. *Theriogenology, 85*(9), 1507-1527. https://doi.org/10.1016/j.theriogenology.2016.01.002
4. Banks, W. (1996). *Histología Veterinaria Aplicada*. El Manual Moderno.
5. Barbeito, C. G., & Diessler, M. E. (2022). *Introducción a la Histología Veterinaria*.
6. Barquero, V., Sevilla, F., Calderón, J., Madrigal, M., Camacho, M., Cucho, H. & Valverde, A. (2021). Condiciones óptimas del análisis CASA-Mot del semen de verraco: efecto de la tasa de fotogramas para diferentes cámaras y campos de recuento espermático. *Revista de Investigaciones Veterinarias del Perú, 32*(5). https://dx.doi.org/10.15381/rivep.v32i5.1982
7. Birkhead, T. & Montgomerie, R. (2009). Three centuries of sperm research. *Sperm Biology*. https://doi.org/10.1016/B978-0-12-372568-4.00001-X.
8. Boe-Hansen, G. B., & Satake, N. (2019). An update on boar semen assessments by flow cytometry and CASA. *Theriogenology, 137*, 93-103. https://doi.org/10.1016/j.theriogenology.2019.05.043.
9. Calatayud, D. & Quintero, A. (2021). Características seminales de verracos alojados en ambiente controlado ubicado en trópico cálido. *Revista de Investigaciones Veterinarias del Perú, 32*(4). https://dx.doi.org/10.15381/rivep.v32i4.19112
10. Calcáneo, M & de la Cueva, B. (2021). *Espermatogénesis*. Portal Académico del CCH, Universidad Autónoma de México.

https://portalacademico.cch.unam.mx/biologia1/gametogenesis/espermatogenesis

11. Celeromics Technologies S, L. *Technical Note - Neubauer Chamber Cell Counting.* Conteo-Camara-Neubauer.pdf (uv.es)
12. Christensen, P., Knudsen, D., Wachmann, H. & Madsen, M. (2004). Quality control in boar semen production by use of the FACS Count AF system. *Theriogenology, 62*(7), 1218-1228. https://doi.org/10.1016/j.theriogenology.2004.01.015.
13. Córdova, A., Pérez, J., Méndez, W., Villa, A. & Huerta, R. (2015). Obtención, evaluación y manipulación del semen de verraco en una unidad de producción mexicana. *Revista Electrónica de Veterinaria, 26*(1), 69-74. Obtención, evaluación y manipulación del semen de verraco en una unidad de producción mexicana (scielo.org.ar)
14. De Jesús, M., Rueda, M. y Perdigón, R. (2007). Comparación de dos técnicas en la determinación de morfoanomalías del semen porcino. *Revista Unellez de Ciencia y Tecnología*, *25*, 32-39. 25-2007-5 (ciap.org.ar)
15. Del Valle, A. (2017). Evaluación de la calidad espermática de sementales porcinos utilizados en la monta natural. *REDVET. Revista Electrónica de Veterinaria,18*(10),1-17. https://www.redalyc.org/articulo.oa?id=63653470023
16. Díaz, O., Mesa, H., Valencia, J., Gómez, G. y Henao, F. (2009). Evaluación de la integridad acrosomal y la funcionalidad bioquímica de la membrana espermática en cerdos reproductores con gotas citoplásmicas persistentes. *Revista Científica, 19*(5),500-505. https://www.redalyc.org/articulo.oa?id=95911615010
17. Domínguez, J., Cisale, H., Alegre, B., González, R., Peláez, J., Tejerina, F., Bernal, S., Cárdenas, S., Abad, F., Abad, M. & García, J. (2007). Calidad seminal del verraco. *SUIS,37*,32-45
18. Durfey, C., Burnett, D., Liao, S., Steadman, C., Crenshaw, M., Clemente, H., Willard, S., Ryan, P. & Feugang, J. (2007). Nanotechnology-based selection of boar spermatozoa: growth development and health assessments of produced offspring. *Livestock Science*, *205*, 137-142. https://doi.org/10.1016/j.livsci.2017.09.024.

19. Escalona, R., Larque, C. y Sánchez, M. (2021). Gametogénesis masculina: espermatogénesis y espermiogénesis. *Unidades de Apoyo para el Aprendizaje, Universidad Nacional Autónoma de México.* https://repositorio uapa.cuaieed.unam.mx/repositorio/moodle/pluginfile.php/2486/mod_resource/content/6/UAPA-Gametogenesis/index.html
20. Foxcroft, G., Dyck, M., Ruiz, A., Novak, S. & Dixon. (2008). Identifying useable semen. *Theriogenology, 70*(8), 1324-1336. https://doi.org/10.1016/j.theriogenology.2008.07.015.
21. França, L., Avelar, G. & Almeida, F. (2005). Spermatogenesis and sperm transit through epididymis in mammals with emphasis on pigs. *Theriogenology, 63*(2), 300-318. https://doi.org/10.1016/j.theriogenology.2004.09.014.
22. Frandson, R. & Spurgeon, T. (1995). *Anatomía y fisiología de los animales domésticos.* Interamicana.
23. Gadella, B. & Luna, C. (2014). Cell biology and functional dynamics of the mammalian sperm surface. *Theriogenology,81*(1), 74-84. https://doi.org/10.1016/j.theriogenology.2013.09.005.
24. Galina, C. (2021). Reproducción de los animales domésticos. *Universidad Nacional Autónoma de México*. Reproducción de los animales domésticos (unam.mx)
25. García, F. (2024). Artificial intelligence and porcine breeding. *Animal Reproduction Science, 269.* https://doi.org/10.1016/j.anireprosci.2024.107538.
26. García, F., Mellagi, A., Ulguim, R., Hernández, I., Llamas, P. &. Bortolozzo, F. (2019). Post-cervical artificial insemination in porcine: The technique that came to stay. *Theriogenology, 129,* 37-45. https://doi.org/10.1016/j.theriogenology.20
27. Gómez, L,G., Velez, C., Ceballos, A. & Henao, F. (2014). Revisión sistemática de los factores asociados a la presentación de gotas citoplásmicas en porcinos. *Revista de Salud Pública*, *16*(6), 779-788. noviembre-diciembre, 2014, pp. 779-788. http://www.redalyc.org/articulo.oa?id=42238635006

28. Gómez L, G., Mesa, H., Sánches Osorio, J., & Henao, F. J. (2015). Dinámica de la calidad seminal de Sus scrofa en el centro occidente Colombiano. *Boletín Científico Centro de Museos Museo de Historia Natural*, *19*(2), 139–153. https://doi.org/10.17151/bccm.2015.19.2.8
29. González, D., Quintero, A., Garde, J., Esteso, M., Fernández, M., Rubio, J., Mejía, W., González, Y., León, G. & Bohórquez, R. (2008). Caracterización morfométrica de la cabeza del espermatozoide porcino mediante análisis computarizado (resultados preliminares). *Revista Científica,18*(5),570-577. http://ve.scielo.org/scielo.php?script=sci_arttext&pid=S07982259200800 0500007&lng=es&tlng=es.
30. González Villalobos, Decio, Quintero-Moreno, Armando, Garde López-Brea, José Julián, Esteso, Milagros C, Fernández-Santos, María Rocío, Rubio-Guillén, Jorge, Mejía Silva, Willian, González Marval, Yuleima, León Atencio, Gonzalo, & Bohórquez Corona, Rafael. (2008). Caracterización morfométrica de la cabeza del espermatozoide porcino mediante análisis computarizado (resultados preliminares). *Revista Científica*, *18*(5), 570-577.
31. Hassan, F. & Holtz, W. (2021). Passage of spermatozoa through the epididymis of the boar (Sus scrofa domesticus). *Theriogenology, 161*, 126-130. https://doi.org/10.1016/j.theriogenology.2020.11.024.
32. Hernández, I., Llamas, P., Izquierdo, J., Soriano, C., Matás, C., Gardón, J. & Garcia, F. (2017). Optimization of post-cervical artificial insemination in gilts: Effect of cervical relaxation procedures and catheter type. *Theriogenology,90*,147-152. https://doi.org/10.1016/j.theriogenology.2016.11.027.
33. Iglesias, A., Guevara, J., López, O., Guerra, J., Huerta, R., Sánchez, R. & Córdova, A. (2019). Evaluación de la técnica modificada de tinción Giemsa en la valoración acrosomal de espermatozoides de mamíferos. *Abanico veterinario,9*. .https://doi.org/10.21929/abavet2019.927
34. Iglesias, A., Segura. M., Guevara, J., Juárez, M., Gutiérrez, O., García, A. & De Loera, Y. (2021). *Manual de obtención, evaluación y almacenamiento de semen de verraco*. Universidad autónoma

metropolitana. https://repositorio.xoc.uam.mx/jspui/handle/123456789/25193

35. Johnson, L., Thompson, D. & Varner, D. (2008). Role of Sertoli cell number and function on regulation of spermatogenesis. *Animal Reproduction Science,* 105(1-2), 23-51. Animal Reproduction Science. https://doi.org/10.1016/j.anireprosci.2007.11.029.
36. Klein, B. (2013). *Fisiología veterinaria*. Elsevier.
37. Knecht, D., Jankowska, A. & Duzinski. (2017). The effect of age, interval collection and season on selected semen parameters and prediction of AI boars productivity. *Livestock Science, 201*, 13-21. https://doi.org/10.1016/j.livsci.2017.04.013
38. Knox, R. (2016). Artificial insemination in pigs today. *Theriogenology, 85*(1), 83-93. https://doi.org/10.1016/j.theriogenology.2015.07.009.
39. Knox, R. (2021). Examen de aptitud reproductiva de verracos. *Manual de Veterinaria de MSD.* https://www.msdvetmanual.com/es/manejo-y-nutrición/examen-de-aptitud-reproductiva-del-macho/examen-de-aptitud-reproductiva-de-verracos
40. König, H. & Liebich, H. (2011). *Anatomía de los Animales Domésticos.* Médica Panamericana.
41. Koziol, J. (2024). Ancillary Methods for Semen Evaluation. *Veterinary Clinics of North America: Food Animal Practice*, *40*(1). 41-49. https://doi.org/10.1016/j.cvfa.2023.06.002.
42. KUBUS. (2010). *Manual de inseminación artificial porcina.* KUBUS S, A. Manual de Inseminación – KUBUS (kubus-sa.com)
43. Llavanera, M. (2024). Evaluation of sperm quality and male fertility: The use of molecular markers in boar sperm and seminal plasma. *Animal Reproduction Science, 269.* https://doi.org/10.1016/j.anireprosci.2024.107545.
44. López, R., Losada, V. & Solarte, P. (2014). Evaluación Reproductiva de Verraco. *Revista Facultad de Ciencias Agropecuarias*, *6*(1), 29-34.
45. Love, C. (2016). Modern Techniques for Semen Evaluation. *Veterinary Clinics of North America: Equine Practice, 32*(3), 531-546. https://doi.org/10.1016/j.cveq.2016.07.006.

46. Maside, C., Recuero, S., Salas, A., Ribas, J. & Yeste, M. (2023). Animal board invited review: An update on the methods for semen quality evaluation in swine from farm to the lab. *Animal, 17*(3). https://doi.org/10.1016/j.animal.2023.100720

47. McPherson, F., Nielsen, S. & Chenoweth. (2014). Semen effects on insemination outcomes in sows. *Animal Reproduction Science, 151*(1-2), 28-33. https://doi.org/10.1016/j.anireprosci.2014.09.021.

48. Nozawa, Y., Yao, E., Gacayan, R., Xu, S-M. & Chuang, P-T. (2014). Mammalian Fused is essential for sperm head shaping and periaxonemal structure formation during spermatogenesis. *Developmental Biology, 388*(2), 170-180. https://doi.org/10.1016/j.ydbio.2014.02.002.

49. Oberlender, G., Murgas, L., Zangeronimo, M., Silva, A., Pereira, L. & Muzzi, R. (2012). Comparación de dos métodos diferentes para evaluar la morfología del semen de verraco. *Archivos de Medicina Veterinaria, 44*(2),201-205. https://www.redalyc.org/articulo.oa?id=173023986016

50. Osorio-Serna, R., Giraldo, J., Mesa, H., Londoño, G. & Uribe, F. (2007). Evaluación de la integridad acrosómica en semen de verraco.*Revista Veterinaria y Zootecnia, 1*(1), 41-47. Evaluación de la integridad acrosómica en semen de verraco | Revista Veterinaria y Zootecnia (On Line) (ucaldas.edu.co)

51. Oyeyemi, M. & Ubiogoro, O. (2005). Espermiograma y características morfológicas en espermatozoides testiculares y epididimarios de jabalí blanco grande en Nigeria. *Revista Internacional de Morfología*, *23*(3), 235-239. https://dx.doi.org/10.4067/S0717-95022005000300008

52. Pedro, Sa., Gòdia, M., Lewis, N., Lian, Y. & Clop, A. (2024). Genomic, transcriptomic and epigenomic analysis towards the understanding of porcine semen quality traits. Past, current and future trends. *Animal Reproduction Science, 269.* https://doi.org/10.1016/j.anireprosci.2024.107543.

53. Perdigón, R. (2007). Comparación de dos técnicas en la determinación de morfoanomalías del semen porcino. *Revista Unellez de Ciencia y Tecnología*, *25*, 32-39. 25-2007-5 (ciap.org.ar)

54. Quintero, A., González, D., Garde, J., Esteso, C., Fernández, R., Carvalho, L., Mejía, W. & León, G. (2009). Valoración morfométrica de la

cabeza del espermatozoide del cerdo doméstico según su edad. *Revista Científica,19*(2),153-158. https://www.redalyc.org/articulo.oa?id=95911642008

55. Ramires, C., Monteiro, G., Zanzarini, D., Cavalcanti, M., Dell`aqua, J., Ozanan, F. & Alvarenga, M. (2013). The relationships between scrotal surface temperature, age and sperm quality in stallions. *Livestock Science, 157*(1), 358-363. https://doi.org/10.1016/j.livsci.2013.06.026.
56. Rocha, G., Castañeda, J. & Valencia, J. (2005). Factores que afectan la producción de dosis de semen en centros de inseminación artificial porcina. *Avances en Investigación Agropecuaria, 9*(3),33-43. https://www.redalyc.org/articulo.oa?id=83790304
57. Rodríguez, H., Martínez, C., Álvarez, M., Martínez, E. & Roca, J. (2024). Reproductive physiology of the boar: What defines the potential fertility of an ejaculate? *Animal Reproduction Science, 269*. https://doi.org/10.1016/j.anireprosci.2024.107476.
58. Sánchez, M., Sánchez, I. & Bueno, G. (2017). Técnicas avanzadas para selección de espermatozoides. *Revista de Laboratorio Clínico, 10*(3),129-138. https://doi.org/10.1016/j.labcli.2016.12.005.
59. Sisson, S. & Grossman, J. (1982). *Anatomía de los animales domésticos.* Salvat. Department of Veterinary Anatomy, Iowa State University.
60. Soler, C. y Valverde, A. (2023). Semen analysis in precision farming in the 21st century. *Agronomía Mesoamericana, 34*(2). https://doi.org/10.15517/am.v34i2.51957
61. Staub, C. & Johnson, L. (2018). Review: Spermatogenesis in the bull. *Animal, 12*(1), 27-35. https://doi.org/10.1017/S1751731118000435.
62. Torretta, E., Rabaglino, B. & Ferrero, S. (2010). Caracterización cuali-cuantitativa de patologías espermáticas estudio comparativo de la incidencia de anormalidades espermáticas en semen porcino fresco y refrigerado. *REDVET. Revista Electrónica de Veterinaria, 11*(12), 1-20.https://www.redalyc.org/articulo.oa?id=63616936007
63. Valverde, A. & Madrigal, M. (2018). Sistemas de análisis computadorizado de semen en la reproducción animal. *Agronomía Mesoamericana, 29*(2), 469-484. https://doi.org/10.15517/ma.v29i2.29852

64. Valverde, A. & Madrigal, M. (2019). Evaluación de cámaras de recuento sobre parámetros espermáticos de verracos analizados con un sistema CASA-Mot. *Agronomía Mesoamericana*, *30*(2), 447-458. https://doi.org/10.15517/am.v30i1.34145
65. Valverde, A., Madrigal, M., Lotz, J., Bompart, D. & Soler, C. (2019a). Effect of video capture time on sperm kinematic parameters in breeding boars. *Livestock Science, 220*,52-56. https://doi.org/10.1016/j.livsci.2018.12.008.
66. Valverde, A., Madrigal, M., Solís, J. & Paniagua, W. (2019b). Variabilidad en los métodos de estimación de la concentración espermática en verracos. *Agronomía Costarricense, 43*(2), 25-43. https://doi.org/10.15517/rac.v43i2.37793
67. Valverde, A., Barquero, V. y Carvajal, V. (2021). Biotecnología aplicada al estudio de la movilidad del semen porcino. *Agronomía Mesoamericana*, *32*(2), 662-680. https://dx.doi.org/10.15517/am.v32i2.40628
68. Varner, D. (2008). Developments in stallion semen evaluation. *Theriogenology,70*(3),448-462. https://doi.org/10.1016/j.theriogenology.2008.04.023
69. Waberski, D., Riesenbeck, A., Schulze, M., Weitze, K. & Johnson, L. (2019). Application of preserved boar semen for artificial insemination: Past, present and future challenges. *Theriogenology, 137*, 2-7. https://doi.org/10.1016/j.theriogenology.2019.05.030.
70. Wysokinska, A., Szabilcka, D., Dziekonska, A. & Wòjcik, E. (2023). Analysis of changes in the morphological structures of sperm during preservation of liquid boar semen in two different seasons of the year. *Animal Reproduction Sciense. 256.* https://doi.org/10.1016/j.anireprosci.2023.107297

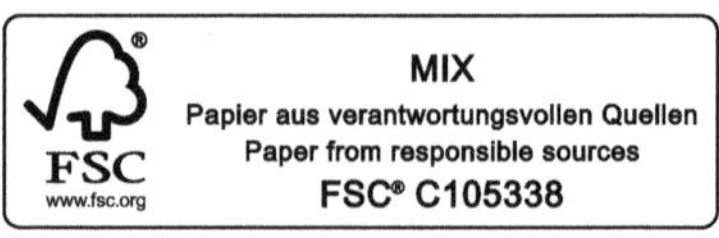


Printed by Books on Demand GmbH, Norderstedt / Germany